Knaur

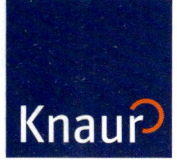

Birgit Feliz Carrasco

Atmen Sie sich *schlank*

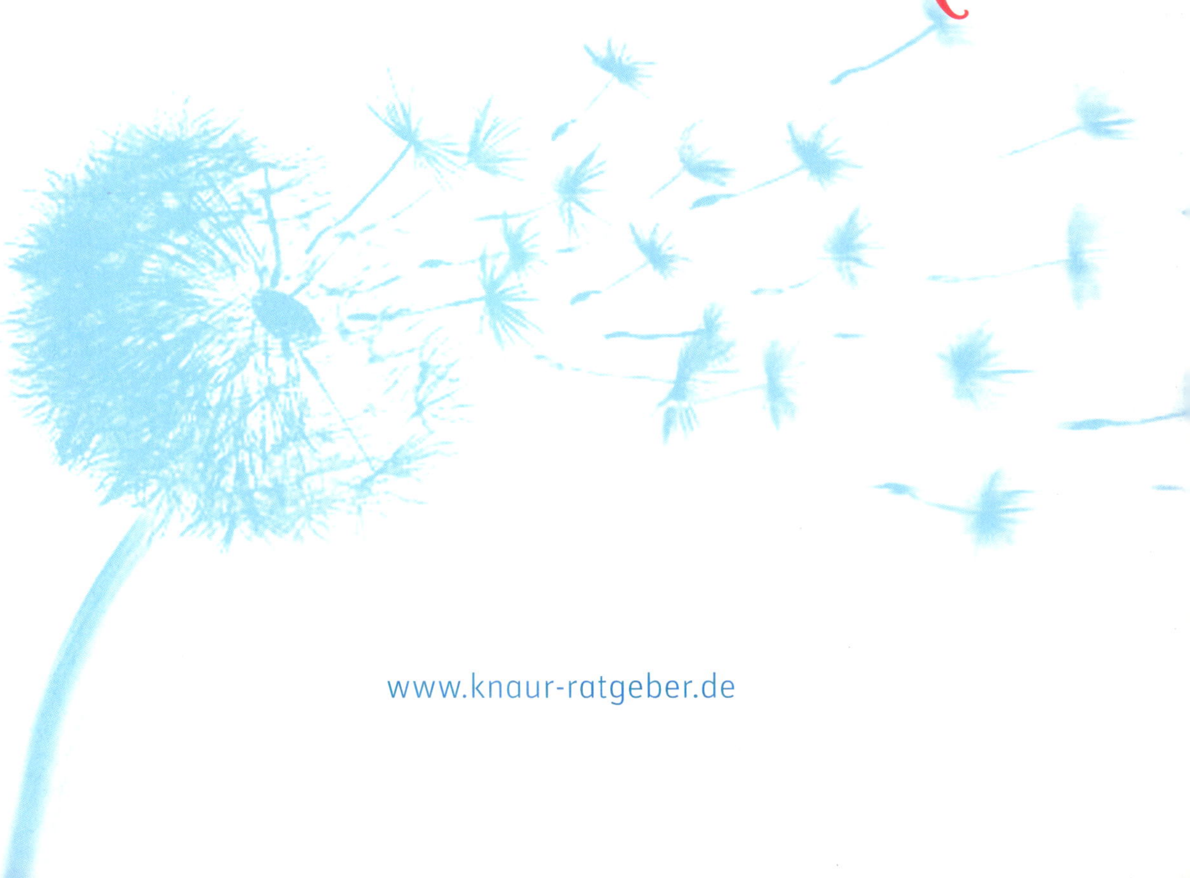

www.knaur-ratgeber.de

Inhalt

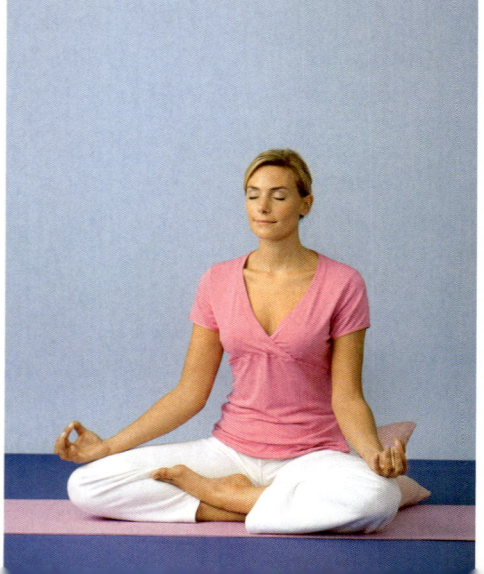

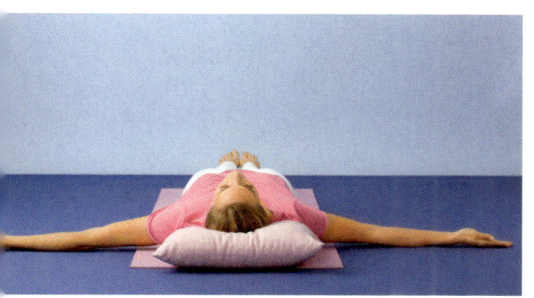

4. Kapitel:
Den Körper in Form bringen   75

5. Kapitel:
Ins Gleichgewicht kommen   101

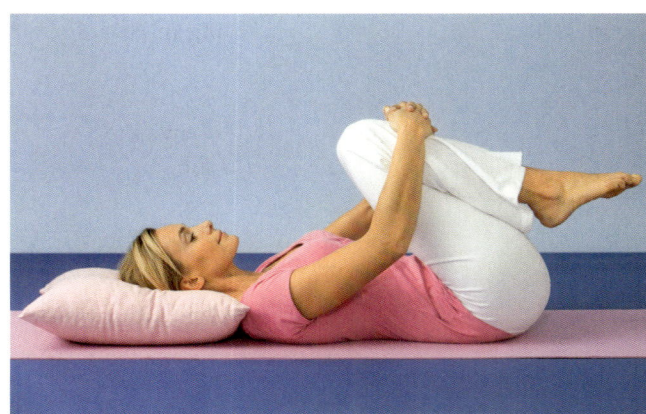

»Legen wir unsere Aufmerksamkeit
auf die Atmung statt auf unsere Gedanken.
So verlieren Hunger,
Sorgen und Ängste ihre Wichtigkeit.
Kommen wir vom Tun zum Sein.«

Birgit Feliz Carrasco

Liebe Leserin, lieber Leser,

sicher kommen Ihnen beim Betrachten des Buchtitels sofort diese Fragen in den Sinn: »Kann das überhaupt funktionieren? Kann ich mich wirklich schlank atmen?« Die Antwort lautet: »Ja, es funktioniert!«

Verschnaufpause

Legen Sie Ihre Hände auf den Bauch, gönnen Sie sich eine Verschnaufpause und spüren Sie die Bewegung des Atems im Körper, während Sie ganz bewusst ein- und ausatmen.

Warum und wie erläutert dieses Buch in detaillierten Kapiteln und mit vielen praktischen Übungen. Sie lernen, Ihren Körper auf völlig neue Art über Ihre Atmung wahrzunehmen, denn die Atmung ist der wichtigste Baustein des Lebens, nicht die Schokolade. Atmen Sie sich einfach satt und regen Sie gleichzeitig Ihren Stoffwechsel an. Ich zeige Ihnen, wie Sie über gezielten Atem- und Muskeleinsatz Ihre Organe beherrschen und antreiben können, denn nur was Sie gut kennen und beherrschen, vermögen Sie auch zu verändern.

Sie wollen Ihren Körper verändern, ihn in Form bringen und fit machen? Das ist alles möglich, wenn Sie nur einige Regeln beachten und sich etwas Zeit für sich selbst nehmen. Je eine halbe oder ganze Stunde morgens und abends sollten Sie in den Wirren des Alltags schon für sich selbst beanspruchen dürfen, oder was meinen Sie? Lernen Sie, sich wieder lebendig und als atmendes Wesen zu spüren. Erst dann können Veränderungen im Organismus stattfinden. Wenn Sie jedoch Ihren Körper weiterhin achtlos nur als Werkzeug des Lebens betrachten, dessen Hunger und Gelüste es zu bekämpfen gilt, wird er, der von Natur aus auf Überleben programmiert ist, immer der Stärkere sein und gewinnen. Atmen Sie bewusst und beginnen Sie, Ihren Körper zu lieben.

Bereits 1862 entdeckte der Mediziner Leopold Auerbach im Bauchraum des Menschen ein Geflecht aus Nervenzellen, das die Bewegungs- und Resorptionsfähigkeit des Verdauungssystems steuert. Der nach seinem Entdecker benannte »Auerbachsche Plexus« umfasst an die 100 Millionen Nervenzellen und ist weitestgehend unabhängig vom zentralen Nervensystem im Gehirn. Damit ist das »Bauchhirn« unter Umstän-

den schlauer – oder zumindest eigenständig in Bezug auf die Verdauung. Ein mit dem Bauchhirn eng verbundener Muskel ist das Zwerchfell im Inneren des Bauchraums, der Hauptatemmuskel, welcher bewirkt, dass der Mensch mit vollen Lungen atmet.

Aber atmen Sie wirklich mit vollen Lungen? Vermutlich atmen Sie wie die meisten Ihrer Mitmenschen, nämlich eher flach, also gerade ausreichend – oder gar gehetzt und getrieben durch die Ansprüche des Alltags. Schenken Sie Ihrem Bauchhirn mehr Aufmerksamkeit, gönnen Sie Ihrem Körper eine intensivere Atmung und den Zellen mehr Möglichkeiten zur Energieumwandlung. Sie werden erfahren, wie mit gezielten Atemübungen auch die Pfunde purzeln. Und noch etwas: Atmen Sie tief und bewusst beim Lesen dieses Buches.

Viel Freude dabei wünscht Ihnen
Ihre Birgit Feliz Carrasco

Das Bauchhirn

Der sogenannte Auerbachsche Plexus, auch Bauchhirn genannt, steuert mit seinen annähernd 100 Millionen Nervenzellen unabhängig vom Kopfhirn, aber in Zusammenarbeit mit Sympathikus und Parasympathikus (siehe Seite 19), die Verdauungsarbeit der inneren Organe. Dieses Nervengeflecht entscheidet unter anderem darüber, was überhaupt und wie etwas verdaut und dem Körper als Energiestoff bereitgestellt wird.

Das Zwerchfell und das Bauchhirn ergänzen sich, denn je mehr sich der Hauptatemmuskel bewegt, desto besser wird das Bauchhirn aktiviert, was wiederum die Verdauungsorgane zu intensiver und heilsamer Arbeit anregt.

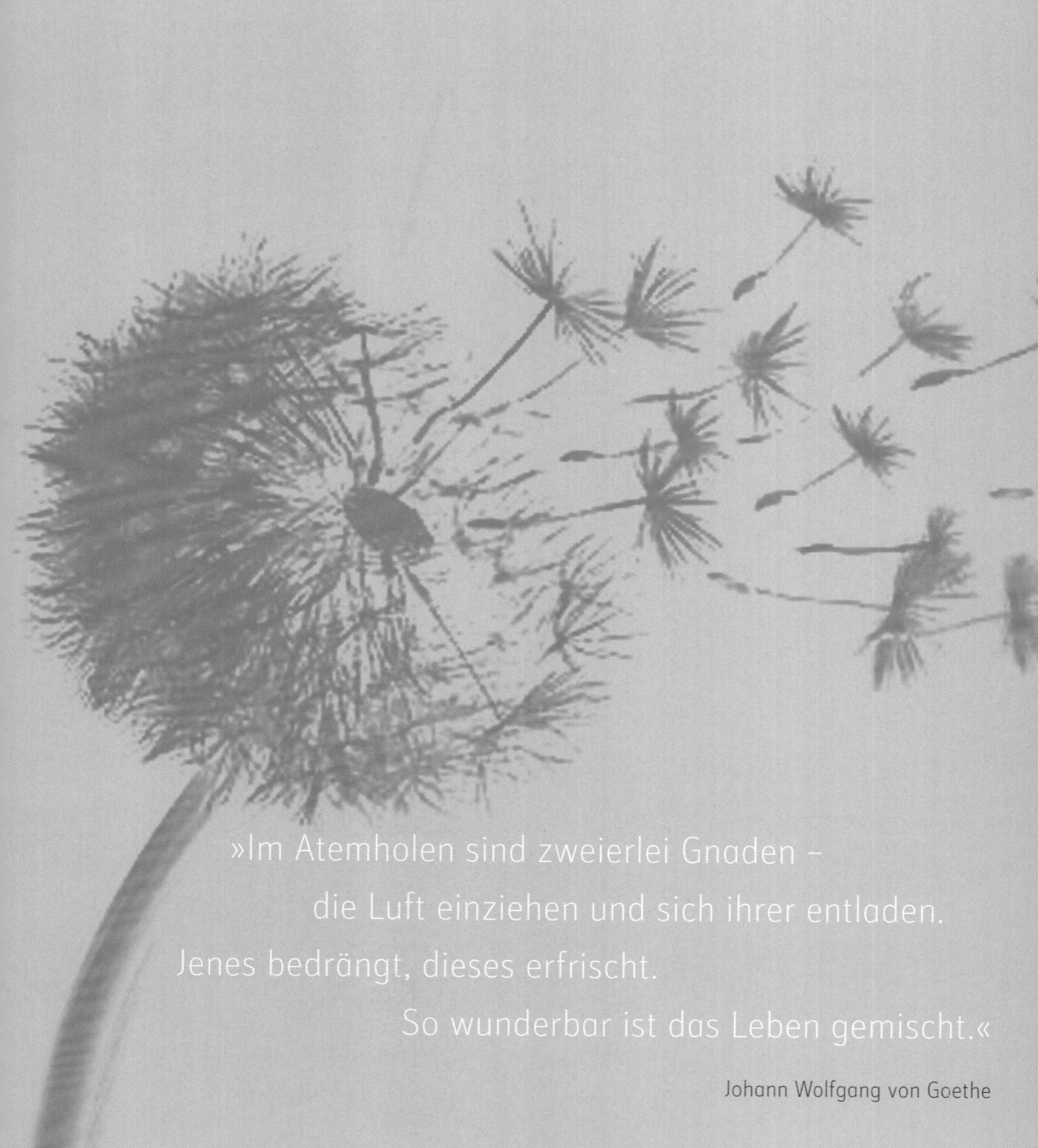

»Im Atemholen sind zweierlei Gnaden –
die Luft einziehen und sich ihrer entladen.
Jenes bedrängt, dieses erfrischt.
So wunderbar ist das Leben gemischt.«

Johann Wolfgang von Goethe

Die Welt
atmet
Sauerstoff

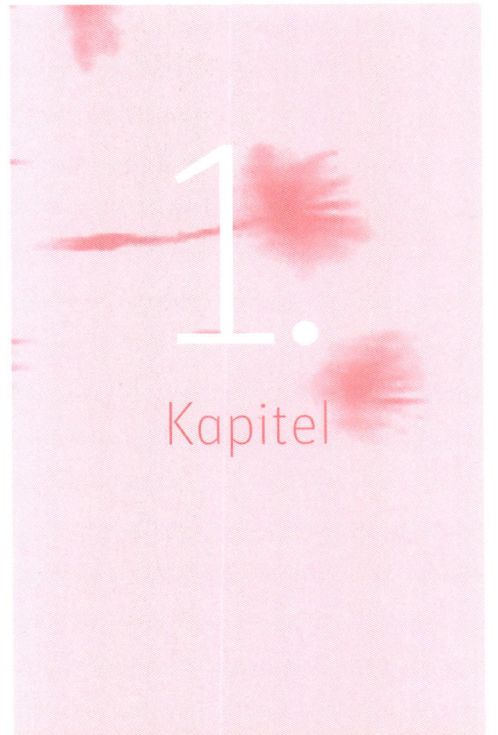

1.
Kapitel

Der wichtigste
Baustein
unseres Lebens

Das Weltall, ein Raum ohne Luft. Unendliche Weite. Ort und Zeit sind eins. Die Materie existiert nicht. Nur Leere, ohne Worte und ohne Gedanken. Die Bausteine des Lebens sind nicht existent, und doch schwingt alles. Aus dem Nichts entsteht Leben. Irgendwo in diesen unendlichen Weiten des Universums formiert sich vor rund 4,6 Milliarden Jahren eine dichte Wolke aus gasigen und staubigen Elementen. Gas und Staub – die Urwolke des heute bekannten Seins aller Lebensformen.

Licht strahlt ins Dunkel des Weltalls

Staubteilchen ballen sich zusammen, ziehen weitere Staubkörnchen zu sich und bilden anfangs mikroskopisch kleine, dann immer kompaktere Ansammlungen von zunehmender Größe. Mit wachsender Masse der materiellen Teilchen entsteht eine unwiderstehliche Anziehungskraft, bis sich schließlich Urplaneten in beträchtlichem Umfang anordnen

und einen Stern mit noch größerer Masse in ihrer Mitte umkreisen. Der Stern in der Mitte des kosmischen Tanzes erwärmt sich durch allmählich aufkommende Kernreaktionen in seinem Inneren. Die Erwärmung lässt im Laufe von mehreren Millionen Jahren den Stern erglühen und Licht in das Dunkel des Weltalls abstrahlen. Der glühende Stern im Mittelpunkt unseres kosmischen Systems ist die wohlbekannte Sonne.

Noch ist das Leben verschleiert

Der Urplanet »Erde« ist anfänglich kalt, dunkel, unwirtlich, ohne Atmosphäre und ohne Sauerstoff. Der zunehmende Wärmeeinfluss der Sonne und die aufkommende Radioaktivität bringen die zusammengeballten mineralischen Elemente im Inneren der Erde so lange zum Schmelzen, bis sich schließlich auch die Oberfläche des jungen Planeten verflüssigt. Meteoriten schlagen ein und erhitzen die Erdkugel zusätzlich. Das Urmeer beginnt zu brodeln und zu dampfen, Gase steigen auf. Die Atmosphäre des Erdplaneten entsteht. Kohlendioxid, Stickstoff und Wasserdampf bilden die erste ursprüngliche Atmosphäre, deren Nebel verheißungsvoll den noch bevorstehenden Beginn von differenziertem Leben verschleiern.

Heute ist die Atmosphäre der Erde im Wesentlichen aus Stickstoff, Sauerstoff und anderen Gasen zusammengesetzt. Aber bis zu dieser Mischung als grundlegende Voraussetzung für Lebensformen, die von Sauerstoff abhängig sind, ist es noch ein langer, weiter Weg.

Bedeutungsvolle Erfindung

Die Erde verändert sich in einer Abkühlungsphase von einer Milliarde Jahren, die krustige Oberflächen auf dem flüssigen Erd-Magma entstehen lässt. Austretender Wasserdampf als Resultat des Abkühlungsprozesses bildet erste Wolken, die den Erdplaneten umhüllen. Globale Gewitter und enorme Regengüsse prasseln auf die Erdkruste und erschaffen Urmeere aus Wasser. Imposante Blitzentladungen verbinden chemische Substanzen zu komplexen Molekülen. Wild peitschendes Wasser spült Sand und Gestein von der Erdkruste in die Meere. Aus all diesen Zutaten erwächst die außergewöhnliche Ursuppe des Lebens auf Erden, in der Meeresalgen und erste Einzeller etwas komplett Neues, etwas sehr Bedeutungsvolles erfinden: die Photosynthese. Der biochemische Prozess der Photosynthese wird schließlich zum Dreh- und Angelpunkt des Lebens und der Sauerstoffproduktion auf Erden.

Genial: Kreislauf der Photosynthese

Die Schöpfungsgeschichte aller bekannten Erd-Lebensformen beginnt mit der Erfindung der Photosynthese. Ohne zu wissen, was die urzeitlichen Mikroben dazu veranlasste, diese bahnbrechende Leistung zu vollziehen, bei der in einem Produktionskreislauf der Sauerstoff quasi als Abfallprodukt entsteht, leben wir

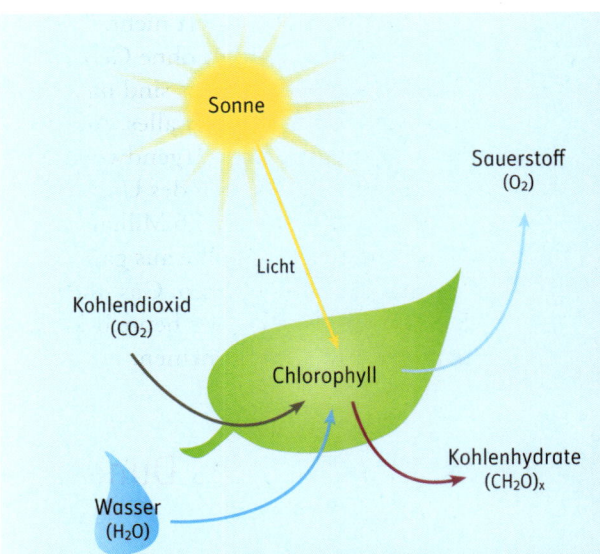

Der biochemische Kreislauf der Photosynthese verbindet die Menschen mit den Pflanzen. Sie nehmen abgeatmetes Kohlendioxid auf, geben atembaren Sauerstoff ab und stehen den Lebewesen auf der Erde als kohlenhydrathaltige Nahrung zur Verfügung.

Menschen auch heute noch in Abhängigkeit von Einzellern und Pflanzen. Zufall oder Absicht einer kosmischen Intelligenz? Eine Frage, die nach wie vor unbeantwortet ist und dazu ansportnt, philosophisch nachzusinnen. Egal ob zufällig oder geplant, die Photosynthese ist die einflussreichste Erfindung zur Kreation von komplexeren Lebensformen auf der Erde und bildet ein unzertrennliches Band zwischen Natur und Mensch. Sie ist der faszinierende Umwandlungsprozess von Gasen unter dem Einfluss des Sonnenlichts.

Einzigartiges Recycling

Die Photosynthese stellt ein geniales Fundament des Lebens dar und sorgt für eine harmonische Verbindung aller Wesen auf Erden. Der heute atembare Sauerstoffanteil der Erdatmosphäre ist über unendlich viele Jahre photosynthetischer Produktion von Mikroben, Meeresalgen und Pflanzen entstanden.

Beginn des Lebens dank Sauerstoffproduktion

Die Photosynthese fängt mit der Aufnahme von Wasser und mineralischen Ionen in die Pflanzen an, die mit Hilfe von Licht ihr Wachstum beginnen und vorantreiben. Als weiteres Nahrungselement benötigen Pflanzen Kohlendioxid

(CO_2), welches sie intensiv aufnehmen und dafür Sauerstoff (O_2) synthetisieren. Der Sauerstoff wird jedoch von den Pflanzen nicht weiter verwendet und selbstlos im Austausch von Kohlendioxid an die Umwelt abgegeben. Kohlendioxid wiederum ist das Abfallprodukt der ausgeatmeten Luft von Lebewesen. Immer komplexere Lebensformen auf der Erde atmen nun mehr und mehr Stickstoff ab, sodass ebenfalls komplexer werdende pflanzliche Lebensformen mehr Sauerstoff produzieren. Die Evolution des sauerstoffabhängigen Lebens beginnt und vollzieht sich bis heute im Großen wie im Kleinen.

Der Baum – unser Lebenspartner

Große Bäume entlassen mit ihrem »Ausatmen« Sauerstoff in die Luft. Der Mensch atmet sozusagen ein, was die Bäume ausatmen, und nimmt einzelne Sauerstoffmoleküle in seine Lungen auf. Über den Blutkreislauf wird der Sauerstoff dann an seine kleinsten Bausteine, nämlich die Zellen und Zellelemente, verteilt. Diese geben im Austausch Kohlendioxid, ein Gas, das uns Menschen müde, die Bäume aber munter macht, an den Blutkreislauf ab. Das Blut transportiert das Gas zum Abatmen zu den Lungen. Über Mund und Nase wird es an die umgebende Luft abgegeben, um wiederum vom Lebenspartner Baum »eingeatmet« zu werden. Der Baum verteilt das Kohlendioxid auf seine Blätter und Äste, die den Saft seines Lebens transportieren und das Kohlendioxid als das

essenzielle Element zu seinen Pflanzen-
zellen bringt.

Pflanzen atmen Gase aus, die Tier und
Mensch einatmen. Tier und Mensch atmen aus, was Pflanzen zum Wachstum
benötigen. Ohne die »grünen Lungen«
der Erde, die tropischen Regenwälder
und die Planktonfelder der Weltmeere,
wäre der Mensch nicht lebensfähig.

Wir atmen urzeitlichen Sauerstoff

Die im Kreislauf der Photosynthese
wundersam wandelbaren Moleküle des
Kohlendioxids und Sauerstoffs sind nicht
neu, sondern sie durchlaufen immer wieder – und zwar in Sekundenschnelle –
einen Recyclingprozess. Die Reinkarna-
tion, der Kreislauf der Wiedergeburt,
beginnt also tatsächlich auf Molekülbasis.
Vielleicht atmen Sie gerade beim Lesen
dieser Zeilen ein Sauerstoffpartikel ein,
das bereits von einem Saurier und einem
urzeitlichen Farngewächs geatmet wurde? Der heute atembare Sauerstoff der
Erdatmosphäre ist über Millionen Jahre
photosynthetisiert worden.

Woraus unsere Atmosphäre besteht

Vor erst zwei Milliarden Jahren beginnt
der Sauerstoff sich intensiver auszubrei-
ten, bis er als Abfallprodukt von nativen
Pflanzen zweithäufigster Bestandteil der
Luft wird. Ein Teil des Sauerstoffs verwandelt sich in Ozon, das den wichtigs-

ten Schutzschild um den Planeten bildet
und eine primäre Voraussetzung für das
Leben auf der Erde darstellt.

Das halb transparente Ozon schützt
vor der schädlichen ultravioletten
Strahlung der Sonne sowie vor der
Auskühlung und/oder Überwär-
mung der Erde.

Die Erdatmosphäre heute besteht neben
Ozon aus 78 Prozent Stickstoff, 21 Prozent Sauerstoff, einem Prozent Argon
und Spurenelementen wie Neon, Heli-
um, Methan, Wasserstoff und anderen.
Kohlendioxid tritt ebenfalls nur als Spu-
renelement auf, da es in der Regel sofort
weiterverarbeitet wird.

Starke Klimaveränderungen durch menschliche Eingriffe

Zusätzlich befinden sich in atmosphäri-
scher Höhe von etwa zwanzig Kilome-
tern über der Erdoberfläche zirka vier
Prozent Wasser, das mal gasig, mal flüs-
sig oder fest ist. In welcher Form das
Wasser wieder zur Erdoberfläche zu-
rückfindet, entscheidet das globale Kli-
ma, das großen Wandlungen unterwor-
fen ist. Meere, Pflanzen, Tiere und
Menschen leben in einer symbiotischen
Einheit auf diesem Planeten. Dennoch
ist die Menschheit dabei, sich selbst die
Luft abzudrehen. Es ist also höchste
Zeit, sich über die Atmung tiefgründige
Gedanken zu machen und bewusstes
Atmen wieder zu erlernen.

Wie der
Atemvorgang
genau funktioniert

Für das Leben auf der Erde sind drei essenzielle Bausteine notwendig: Glukose, Wasser und Sauerstoff. Diese drei Elemente sind von ganz unterschiedlicher Wichtigkeit. Heilfasten ohne Nahrungsaufnahme, also ohne Glukosezufuhr, ist über Wochen durchzuhalten. Ohne Wasser kann der Mensch jedoch nur maximal drei Tage auskommen. Ohne Sauerstoffzufuhr erlischt der Lebensfunke in jedem menschlichen Organismus bereits nach wenigen Minuten, denn Sauerstoff ist das Gas des Lebens. Sauerstoff ist die bedeutsamste Lebensenergie, die allen Wesen gleichermaßen kostenlos zur Verfügung steht und alles mit allem verbindet.

Atemluft. Die Nase filtert und reinigt grob die eingeatmete Luft von schädlichen Substanzen oder Mikroben durch Flimmerhärchen und immunaktive Schleimhaut, die stets feucht sein sollte. Zudem hat die Nase die wichtige Aufgabe, die Atemluft bei kälterer Außentemperatur anzuwärmen und annähernd auf Körpertemperatur zu bringen. Viele Bronchialinfekte im Winter entstehen durch Zustrom von kalter Außenluft über den Mund, welcher die Atemluft nicht vorheizen kann.

> »Der Äther webt das All, der Atem webt den Menschen.«
> Upanishaden

Wir benötigen mehrere Organe zum Atmen

Nase, Rachen, Bronchien und Lungen sind die bekannten Atemorgane. Der Mund ist entgegen landläufiger Meinung ein Organ zur Nahrungsaufnahme und nur in Notfällen ein Eingang für die

Der Rachen erfüllt zwei Aufgaben, nämlich das Schlucken von Nahrung und den Weitertransport von Atemluft. Dazu stehen zwei Röhren bereit, die Speise- und die Luftröhre. In der Regel findet alles seinen richtigen Weg – Irrtümer des Verschluckens vorbehalten. Aber gleichzeitig zu essen und zu reden ist auch laut modernster Knigge-Ausgaben weder gesellschaftsfähig noch gesund. Das Sprechen ist übrigens letztendlich ein Atemvorgang.

Die Bronchien – Kopie eines Baumes

Die Luftröhre teilt sich von einem kräftigen Stamm auf in die Bronchien, die wie rüstige Äste eines Baumes aussehen und in filigranen Zweigen enden. Die Ähnlichkeit mit einem Baum, unserem sauerstoffspendenden Lebenspartner, und seiner Baumkrone ist augenscheinlich. Die Bronchien scheinen von der Natur kopiert und als Anteil des Atemsystems bei Mensch und Tier umfunktioniert worden zu sein.
Genialerweise verfügt der Mensch über zwei bronchiale Verzweigungen, die je einen Lungenflügel versorgen und selbst bei einem einseitigen Ausfall der Lungen immer noch das Überleben sichern. Bei viralen oder bakteriellen Infektionen kann, wenn das Immunsystem fit genug ist, eine Entzündung der Lunge sogar auf einen einzelnen Lungenlappen begrenzt werden, um eine lebensbedrohliche Ausbreitung zu verhindern.

Sehr dehnbar: die Lungenflügel

Die Atmungsorgane, besonders die Lungenflügel, sind dehnungsfähig. Ausgeatmet enthalten Sie immer noch ungefähr einen Liter Luft. Sie sind jedoch aufblasbar wie ein Luftballon und fähig, bis zu fünf Liter Sauerstoff in sich aufzunehmen. Aber wer bläst unseren inneren Luftballon auf, was löst den Atemvorgang aus? Oder denken Sie »atmen« und dann atmen Sie?

Ein Problem heutiger Zeit

Der für die Entschlackung des Organismus und den Antrieb des Stoffwechsels sehr wichtige Vorgang des Ausatmens ist ein passiver Muskelreflex, das Zwerchfell erschlafft nach der aktiven Kontraktionsphase. So geschieht die ohnehin nur instinkthaft ausgeführte Ausatmung noch weniger bewusst als die Einatmung.

Unsichtbare Helfer des Atemvorgangs

Die Atmung geschieht einfach. Normalerweise atmen wir, ohne dass wir dem Ein- und Ausatmen auch nur einen Gedanken schenken. Unwillkürlich und scheinbar einer höheren Macht ausgeliefert, wird der innere Luftballon aufgeblasen und wieder entleert. Das Füllen und Leeren der Lungen wird von diversen Muskelgruppen unterstützt, die aktiv oder passiv in das Atemgeschehen eingreifen. Dennoch zieht sich hauptsächlich ein Muskel aktiv zusammen, der dadurch den Effekt des Einatmens auslöst: das Zwerchfell. Der Vorgang ähnelt der Kontraktion des Herzmuskels, die ebenfalls unwillkürlich, also nicht steuerbar vonstatten geht. Der Reflex des Ausatmens geschieht dann lediglich durch Zurückziehen des Hauptatemmuskels in seine ursprüngliche Form. Die vorgestellten Übungen trainieren den Atemprozess bewusst und intensivieren den Ausatmungsvorgang, um den Stoffwechsel anzutreiben, die Verbrennungsprozesse im Körper anzuregen und Schlacken loszuwerden.

Der Hauptatemmuskel sieht aus wie ein Schirm

Das Zwerchfell (lateinisch Diaphragma) stellen Sie sich am besten wie einen Schirm vor, der im aufgespannten, also angespannten Zustand eine flache Kuppe bildet. Ist der Hauptatemmuskel entspannt, so sieht er aus wie ein Schirm mit hohem Gewölbe kurz vor dem Schließen. Er liegt quer im Bauchraum und trennt die Atemorgane und das Herz vom unteren Rumpfbereich mit den Verdauungs- und Ausscheidungsorganen. Die Muskelstränge des Zwerchfells sind mit den Rippenbögen und der Wirbelsäule verbunden, weshalb jede tiefe Atembewegung sowie gezielte Atemübungen für eine gesunde Lockerung der Wirbelsäule und der Rückenmuskulatur sorgen und daher heilsam bei Rückenbeschwerden sind.

So arbeitet das Zwerchfell

Es spannt sich in regelmäßigem Rhythmus an und vollführt dabei folgende Bewegungen:
- Die Muskelkuppe verflacht sich, sie zieht in Richtung Bauchraum und verdrängt die dort liegenden Organe, sodass sich die Bauchdecke nach außen wölbt.
- Die Rippen und die Wirbelsäule weiten sich, die mit dem Zwerchfell verbundenen Lungenflügel werden nach unten gezogen, was den Reflex des Einatmens auslöst.
- Die Lungenflügel füllen sich mit Sauerstoff. Dies lässt den Zwerchfellmuskel passiv und ohne Eigenleistung entspannen.
- Dadurch wird die Muskelkuppe wieder höher, wie ein Schirm, der zusammengefaltet wird.
- Die Lungenflügel atmen dann Kohlendioxid ab.

Die große Bewegung des Zwerchfells zur Einatmung wird zusätzlich von sogenannten Atemhilfsmuskeln unterstützt (Hals-, Nacken- und Schultermuskeln, Brustmuskulatur und zwischen den Rippen gelegene Muskelstränge). Diese reagieren etwas zeitversetzt unterschiedlich auf die Verflachung der Zwerchfellkuppe. Hals-, Nacken-, Schulter- und Brustmuskeln spannen sich an, heben den Brustkorb zur Weitung, sodass sich die Lungenflügel auch nach oben hin aufblähen können. Die Rippenmuskeln lockern sich, um eine seitliche Ausdehnung des Brustkorbes zu ermöglichen.

Probleme durch langes Sitzen

Nacken- und Schulterschmerzen, die heute aufgrund überwiegend sitzender Tätigkeit weit verbreitet sind, sind doppelt problematisch: Verspannte Nacken- und Schultermuskeln heben sich nur ungenügend an, um den Lungenflügeln im Brustkorb mehr Raum für die Einatmung zu verschaffen. Die während des langen Sitzens selten gedehnten seitlichen Rippenmuskeln begrenzen die Lungenlappen zusätzlich in ihrem Expansionswillen. Aber Abhilfe ist möglich: Simple, jedoch bewusste Dehnungsübungen (siehe Kasten) führen leicht und rasch zu einem tieferen Atemvolumen.

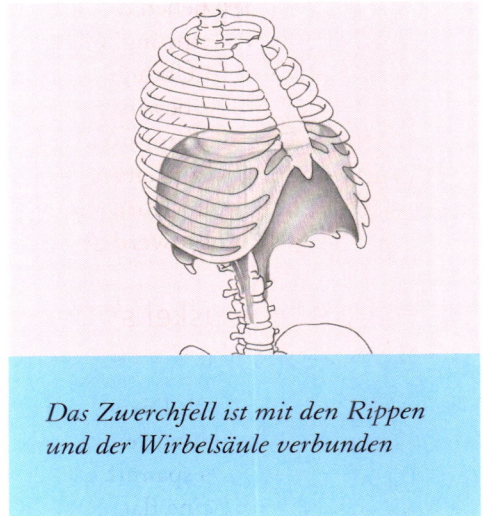

Das Zwerchfell ist mit den Rippen und der Wirbelsäule verbunden

Heilsame Atempause

Die aktive Einatmung ist also bei sehr vielen Menschen durch eine verspannte, unflexible Muskulatur behindert und die Ausatmung aufgrund der unbewussten, passiven Muskelerschlaffung nicht ausreichend. Zu diesen zwei Problemfeldern gesellt sich ein drittes, das die volle Ausschöpfung der ursprünglichen Atemkraft zusätzlich minimiert: die Abwesenheit einer natürlichen Atempause nach dem Ein- und vor dem Ausatmen. Dem neuzeitlichen degenerierten Menschen fehlt bei aller Hektik im Alltag wohl einfach die Zeit dazu.

Vielen getriebenen und hektischen Menschen täte es gut, zumindest einige Minuten des Tages bewusst die Atempause zu trainieren.

Die Atempause ist für den Antrieb des Stoffwechsels essenziell, denn genau in diesen ein bis drei Sekunden, findet die Abgabe des Sauerstoffgases vom Lungengewebe an das Blut sowie der Abtransport der vom Blut mitgebrachten gasigen Schlackenstoffe (hauptsächlich Kohlendioxid) statt. Je mehr Ruhe der Körper für diesen Vorgang hat, desto intensiver kann das Blut mit Sauerstoff angereichert und von Schlacken gereinigt werden. Stoffwechsel und Kalorienverbrennung funktionieren effizienter, je besser dieser sekundenkurze Austausch in der Atempause vonstatten geht. Der Körper hält instinktiv eine Atempause ein, wenn er viel Kraft braucht, zum Beispiel bei einem Schreck, bei Schmerz oder schwerem Tragen. Einige Menschen, etwa die Urvölker Afrikas oder Südamerikas, die noch nicht durch die Eile der Zivilisation geprägt sind, vollziehen die natürliche Atempause nach dem Einatmen.

Äußere und innere Atmung

Die »äußere Atmung« ist die Atemtätigkeit der Lungen durch die Bauch-, Flanken- und Brustatmung. Mit »innerer Atmung« ist die Verbrennung von Nährstoffen unter Verbrauch von Sauerstoff zur Energiegewinnung gemeint. Der Sauerstoff findet durch die oberen Atemwege und mit Hilfe der Atemmuskeln seinen Weg zu den Lungen – bis hin zu den feinsten Elementen des Lungengewebes, den Alveolen. Das sind winzige Bläschen, umgeben von einer hauchdünnen Membran. Millionenfach

Beruhigende Atempause

Probieren Sie es gleich aus: Während Sie diese Zeilen lesen, halten Sie jeweils zwischen Ein- und Ausatmung für drei Sekunden den Atem an. Sie werden spüren, wie sich die Welt um Sie herum auf einmal langsamer dreht.

traubenförmig aneinandergereiht bilden sie das aktive, intensiv durchblutete Lungengewebe sowie die Grenze dieser beiden Atmungssysteme. In den Alveolen findet der Austausch von Sauerstoff (in den Organismus hinein) und Kohlendioxid (aus dem Körper heraus) statt. Nur die roten Blutkörperchen sind auf

diesen Gastransport spezialisiert. Fünf Billionen davon kommen bei jedem Atemzug mit Sauerstoff in Kontakt.

Sauerstoff hält gesund und vital

Sauerstoff wurde als Gas entdeckt und bekam seinen Namen im Jahr 1772 von dem deutsch-schwedischen Apotheker Carl Wilhelm Scheele. Unabhängig von ihm erforschte 1774 auch der Brite Joseph Priestly Verbrennungsvorgänge. Feuer galt von der Steinzeit bis zum alchemistischen Mittelalter als unerklärliche Erscheinung, da die geheimnisvolle Zutat, die für Verbrennungsvorgänge nötig war, damals noch nicht ermittelt und benannt werden konnte: das Gas Sauerstoff.

»Wie innen so außen – wie oben so unten.«

Paracelsus

Dieser Lehrsatz des großen alchemistischen Weisen und berühmten Arztes des Mittelalters ist auch heute noch gültig. Angewendet auf den Sauerstoff bedeutet er, dass sowohl für ein Kaminfeuer als auch für die inneren Verbrennungsvorgänge des Körpers Sauerstoff benötigt wird. Das Verdauungsfeuer – von ayurvedischen Ärzten »Agni« genannt – kann ohne ausreichende Sauerstoffzufuhr nicht optimal arbeiten. Eine verminderte Sauerstoffzufuhr über das Blut zu den einzelnen Gewebezellen zieht außerdem eine mangelhafte Produktion von Energie nach sich, die Vitalität nimmt ab, der Körper ist nicht mehr richtig gesund.

Wir atmen nicht optimal

Alle Lebewesen auf der Erde, auch wir Menschen, atmen regelmäßig und ausreichend, um das Überleben zu sichern. Aber ausreichend heißt nicht optimal. Im normalen Alltag ist die Sauerstoffzufuhr geringer als bei sportlicher Betätigung. Die Verbrennung und der Stoffwechsel können nur durch zusätzliche körperliche Aktivität angetrieben werden, was letztendlich bedeutet, dem Blut vermehrt Sauerstoffmoleküle zur Auffrischung zuzuführen und den Organismus mit essenzieller Lebenskraft zu versorgen.

Sauerstoffmangel macht krank

Der Körper kann nur dann genügend Energie produzieren, wenn die Atmung tief genug ist, also wenn eine optimale Sauerstoffzufuhr stattfindet. Manchen Menschen scheint die Frischluftzufuhr nicht mehr so wichtig zu sein, da sie die meiste Zeit ihres Lebens in geschlossenen Räumen verbringen.

»Ein großer Teil der menschlichen Krankheiten könnte durch richtiges Atmen geheilt werden.«

Voltaire

Sie gehen von der Wohnung direkt ins Auto, von dort gleich ins klimatisierte Büro und abends rasch wieder zurück aufs Sofa, um vor dem Fernseher einzuschlafen. Keine Spur von frischer Luft! Abgespanntheit und Müdigkeit sind zwar einerseits eine Folge von Arbeitsleistung und/oder Stress, aber auch ein Resultat von eingeschränkter Sauerstoffzufuhr. Der bei dieser Lebensweise eingeatmete Sauerstoff reicht gerade zum Überleben, aber kaum für eine wirklich gute Vitalität. Ein Spaziergang von 30 Minuten täglich verbessert die Sauerstoffaufnahme und Kohlendioxidabgabe enorm, steigert den Stoffwechsel und die Vitalität. Nehmen Sie sich also regelmäßig Zeit für eine solche Frischluftkur.

Nikotin ist Gift für die Atemorgane

Ganz fatal wird es, wenn die Sauerstoffaufnahme über die Atemwege durch Tabakkonsum eingeschränkt wird. Anstelle von Sauerstoff wird mit jedem Zug an der Zigarette nicht nur Nikotin, sondern zusätzlich auch noch eine Mixtur aus Teer, Acetyl, Ammoniak, Arsenverbindungen, Benzol, Blausäure, Blei, Cadmium, Chrom, Zyanid und vielen mehr – insgesamt 4000 verschiedenen chemischen Verbindungen – eingeatmet. Sicher können Sie sich an die Chemiestunden Ihrer Schulzeit erinnern, die eine weitere Erklärung dieser toxischen Stoffe unnötig macht. Der Organismus eines Rauchenden wird nicht nur mit zu wenig Sauerstoffmolekülen für die optimalen Organfunktionen versorgt, sondern auch noch mit der Bekämpfung und dem Abbau von Toxinen (Giftstoffen) belastet. Eine geringere Vitalität, Immunschwäche und schließlich Krankheiten sind die Folgen.

Bitte beachten Sie:

Bei akuten oder chronischen Atemwegsbeschwerden sowie anderen schwerwiegenden Grunderkrankungen, beispielsweise Schilddrüsenüberfunktion (siehe Seite 34), sollten Sie die Atemübungen dieses Buchs besser nicht durchführen.

Frische Luft ist immer heilsam

Bei akuter Erkältung kann ein Spaziergang heilsam sein, um den Gasaustausch zu intensivieren, schädliche Mikroben abzuatmen und das Immunsystem anzuregen. Bronchiale Allergien wie z. B. Asthma schränken phasenweise die Atemtätigkeit ein. Ein Asthmaanfall blockiert die Ausatmung, also die Abgabe von Kohlendioxid nach außen, was durchaus beängstigend und lebensbedrohlich sein kann. Falls Sie unter einer allergischen Erkrankung leiden, sollten Sie sich von einem Arzt oder Heilpraktiker behandeln lassen. Eine Atemtherapie bietet hierbei Unterstützung. Beachten Sie, dass Sie sich nur einem versierten Therapeuten anvertrauen.

Das Nervensystem – Steuermann der Atmung

Wale oder Elefanten sind imposante, ruhige, harmonische Säugetiere, die über ein großes Atemvolumen verfügen. Sie atmen tief und langsam. Riesenschildkröten können ihren Atem bis zu acht Stunden anhalten; sie haben eine der höchsten Lebenserwartungen auf unserem Planeten. Mäuse oder Kanarienvögel flitzen hektisch hin und her, atmen kurz und rasch und erreichen nur ein geringes Lebensalter. Eine indische Legende erzählt, dass der Gott Shiva, der durch seinen Tanz den Kreislauf der Zeiten symbolisiert, jedem Lebewesen eine spezifische Anzahl an Atemzügen pro Lebensspanne zugewiesen hat. Wer diese schnell verbraucht, stirbt früher. Auch dies bestätigt, dass eine genauere Betrachtung des Atemrhythmus lohnenswert erscheint.

Ein Mensch atmet durchschnittlich 16-mal pro Minute. Bei körperlicher Anstrengung kann er die Atemzüge nahezu auf einen sekündlichen Rhythmus steigern. Noch sensationeller ist, dass es Yogis und Extremtaucher schaffen, mit nur einem Atemzug in mehreren Minuten auszukommen. Was macht den Atem des Menschen schneller oder langsamer? Das vegetative Nervensystem steuert den Atemfluss und seine Frequenz. Im Ruhezustand ist die Atemfrequenz niedrig, bei körperlicher Anstrengung hoch. Die Höchstleistung des Organismus ist seit hunderttausend Jahren im Menschen fest programmiert, für den Fall eines Kampfes oder Angriffs. Der schnelle Atemrhythmus verhilft – zusammen mit anderen Körperreaktionen – dem Menschen zur Flucht und damit zum Überleben. Ist die Flucht vor dem Feind, etwa einem Tiger, gelungen, beruhigt sich der Atemrhythmus wieder.

Sympathikus und Parasympathikus

Der antreibende Teil des vegetativen Nervensystems wird »Sympathikus«

oder auch »Tagnerv« genannt, der ausgleichende, regenerierende Anteil heißt »Parasympathikus«. Beide ergänzen und regulieren sich gegenseitig. Unter der Regie des Sympathikus wird der Atemrhythmus schneller, aber auch flacher, er ist weniger auf Gasaustausch als vielmehr auf Flucht und schnelle Energiebereitstellung ausgelegt. Die parasympathische Nervensteuerung hingegen vertieft und verlangsamt den Atem, um den Organismus zu schonen und wieder zu regenerieren.

Die Funktion des vegetativen Nervensystems

Steuerfunktionen des Sympathikus	Steuerfunktionen des Parasympathikus
Schnelle Atemfrequenz bei flachem Atemvolumen	Langsame Atemfrequenz mit tiefem Atemvolumen
Pupillenerweiterung bei Schreck oder Aufregung	Pupillenverengung zur Nachtphase, die Augen werden müde
Zunahme des Pulsschlags, Kontraktion des Herzens zur Leistungssteigerung	Abnahme von Puls und Kontraktion des Herzens für die Regenerationsphase
Verengung der peripheren Blutgefäße, Zentrierung zum Herzen sowie zur Lunge für mehr Kraft und Schnelligkeit	Erweiterung der Blutgefäße zum gleichmäßigen Durchfluss in der Ruhephase
Muskeltonus wird fester, um Kraft zur Flucht zu haben	Muskeln werden entspannt
Bronchienerweiterung zum tieferen Atmen	Verengung der Bronchien in Schlafphasen, da wir im Schlaf nicht tief atmen müssen
Verminderung des Speichelflusses mit trockenem Mund bei Aufregung	Steigerung des Speichelflusses beim gemütlichen Essen in Ruhephase
Tonusverminderung der Muskeln der Verdauungsorgane	Steigerung von Tonus und Bewegung der Verdauungsorgane, da hauptsächlich nachts und in Ruhelage verdaut wird

Die Verbrennungsintensität des Stoffwechsels ist unmittelbar mit dem vegetativen Nervensystem verknüpft. Während der Flucht vor dem Tiger wird kurzfristig viel Energie bereitgestellt, aber erst nach gelungenem Entkommen setzen die Verbrennungs- und Verdauungsprozesse wieder ein. Nach einer Höchstleistung verlangsamt sich der Atem und wird voluminöser, der Stoffwechsel steigt und die verbrauchten Energiereserven werden wieder aufgefüllt.

Fehlende Regenerationsphasen gefährden die Gesundheit

Die instinktiven Reaktionen des Körpers werden heute beispielsweise von strengen Chefs, unangenehmen Anrufen von der Bank bezüglich des Dispokredits, Streit mit den Kindern oder dem Partner oder ähnlichem ausgelöst, was den Organismus in Alarmbereitschaft versetzt und Fluchtgedanken aufkommen lässt. Vor allem anhaltender Leistungsdruck am Arbeitsplatz stellt eine typische Fluchtsituation mit angetriebenem

vegetativen Nervensystem dar, jedoch wagt hier niemand wegzurennen. Es ist fatal für den Organismus, wenn er die notwendige Regenerationsphase nicht bekommt. Oft folgt nach getanem Tagwerk auch noch ein ebenfalls leistungsbezogenes Workout im Fitness-Studio, bei dem der Atemrhythmus erneut schnell und flach ist.

Fehlende Erholung in der Nacht

Ist die Nachtruhe denn auch wirklich erholsam? Viele Menschen leiden unter Schlafstörungen, weil das Gehirn die zahlreichen Erlebnisse des Arbeitstages und der viel zu knapp bemessenen Freizeit gar nicht richtig verarbeiten kann. Selbst die nächtliche Regenerationsphase ist unter Umständen von Ein- oder Durchschlafstörungen gekennzeichnet, was wiederum zu verminderten Leistungen tagsüber und damit zu erhöhtem mentalem Stress sowie einem überforderten Nervensystem führt. Ein fataler Teufelskreis, den es zu durchbrechen gilt!

Machen Sie Schluss mit permanentem Stress!

Stress ist in unserer Hochdruckgesellschaft ein weit verbreitetes, jedoch unnötiges Problem. Der Tag hat 24 Stunden, die zu acht Stunden aus Arbeit, zu acht Stunden aus Freizeit und zu acht Stunden aus Schlaf bestehen sollten. Jeder hat die Möglichkeit, selbst zu bestimmen, ob er 24 Stunden lang mit den kurzen, flachen Atemzügen einer Maus durchs Leben flitzen oder angemessen ruhig wie ein Elefant mit hoher Lebenserwartung seine Zeit auf Erden verbringen möchte.

Atmung und Seele: eine Einheit

Die anatomischen Funktionen des Atemflusses sind eng mit der menschlichen Psyche verknüpft. Die Redewendungen »sich aufbrausend Luft machen« oder »mir stockt vor Schreck der Atem« zeigen die Verbindung auf. Der unbewusste Reflex des Atmens wird also durch Emotionen beeinflusst, die Schwingung des Atems verändert sich: Ein freudiges »A« vertieft unser Atemvolumen, bei einem grimmigen »Grrh« jedoch schnaufen wir den Atem nur kurz aus. Sprechen, Singen und Lachen beeinflussen den Atemrhythmus positiver als Schreien oder Schluchzen. Schon von Säuglingstagen an nimmt der Rhythmus des Lebens Einfluss auf den Atemrhythmus. Je unausgeglichener der seelische Zustand ist, desto unrhythmischer ist die Zwerchfelltätigkeit.

Besonders wichtig ist eine tiefe Ausatmung

Die Ausatmung, die eigentlich für Entspannung sorgen soll, ist bei vielen Menschen in der Hektik des Alltags eher ein schlaffes, kraftloses Versickern der Atemluft. In beiden Fällen stellt die Ausatmung nicht mehr als einen unbewussten Reflex dar, der weder Gelassenheit noch Befreiung verschafft. Jedoch ist gerade das tiefe Ausatmen, das symbolische Loslassen aller Sorgen und Ängste eine heilsame Befreiung von Druck, Spannungen und Sorgen.

Sorgen loslassen

Probieren Sie es gleich aus: Stellen Sie sich etwas vor, was Sie bedrängt oder Ihnen Sorgen bereitet. Schließen Sie die Augen, spüren Sie Ihren Atemrhythmus für einige Atemzüge unter diesem inneren Bild. Nun beeinflussen Sie Ihren Atem, indem Sie bewusst verlängert ausatmen – idealerweise doppelt so lang, wie Sie einatmen. Atmen Sie das Problem aus, geben Sie es an das Universum ab und spüren Sie, wie es immer kleiner und nichtiger wird.

Auch bei körperlichen Schmerzen sollten Sie im Einklang mit Ihrem Atemfluss sein. Der Verstand ist manchmal ganz gefangen im prominenten, alles übertönenden Schmerz. Eine bewusste Lenkung der Ausatmung zum Herd des Schmerzes vermag jedoch dessen Intensität zu mindern. So beruhigt sich das überreizte Nervensystem, und ein Gefühl des Loslassens tritt ein.

Hyperventilieren bei Angst

Ängstliches Hyperventilieren ist ein weiteres Phänomen der modernen Zeit. Angst und Aufregung lösen eine zu schnelle und zu flache Atmung aus, bei der zu viel Kohlendioxid abgeatmet wird, sodass sich der pH-Wert des Blutes schlagartig verändert, der Körper übersäuert und die Muskeln blitzschnell verkrampfen. Die betroffene Person hat

Angst, sie bekommt nicht ausreichend Luft und atmet daher noch hektischer. Nur durch Unterbrechung des Atemmusters, durch Verlangsamung der Atmung, kann das Problem schließlich gelindert werden.

> »Es atmet der Mensch – nicht nur das Zwerchfell, nicht nur die Lunge, nicht der Bauch. Es atmet der Mensch!«
>
> Graf Dürckheim

Auch am Beispiel des Hyperventilierens sehen wir, dass die Atmung eng mit den Emotionen verbunden ist. Der Atemfluss ist die Brücke der Psychosomatik, er zeigt den Zusammenhang zwischen Psyche (Seele) und Soma (Körper) auf. Über dieses Bindeglied werden die Geschehnisse des Körpers und des Geistes wesentlich beeinflusst. Zur Wahl stehen also automatisierte, unwillkürliche Atemzüge oder eine gezielte und bewusste Atmung mit Hilfe von Atemübungen.

Verschmelzung auch im sprachlichen Ausdruck

Dass Atmung und Seele eng miteinander verbunden sind, beweisen auch viele Wortschöpfungen: Das griechische Wort *psyche* bedeutet wörtlich »Hauch« oder »Seele«. Der lateinische Begriff *pneuma*, medizinischer Fachausdruck für »Luft« oder »Lunge« hat ebenfalls das interessante Synonym »Seele«. Gott hauchte dem aus Erde geformten ersten Menschen Adam *pneuma* ein. Das Sanskrit-Wort *atman* als Bezeichnung des göttlichen, universellen Schöpfungsprinzips bedeutet »Atem« und »Seele«, die Anteile dieses göttlichen Prinzips. Das christliche *Amen* am Ende eines jeden Gebets steht für »Atem« und »Seele«, ebenso wie das Mantra *Om*, welches das Leben als »Klang aus Seele und Atem« verkündet.

Der Atem trägt den Lebenshauch, die Seele, in sich. In vielen Kulturen sind beide Begriffe zu einem einzigen verschmolzen: Atemseele oder Hauchseele.

Ein Neugeborenes beginnt mit der allerersten Einatmung das irdische Leben, sein Körper wird beseelt. Nach der letzten Ausatmung entweicht die Seele aus dem Körper, und sein Leben erlischt.

Atem, Seele und Leben

Viele alte Völker und Kulturen hatten die Auffassung, dass der Atem die eigentliche Lebenskraft in sich birgt. Zahlreiche altindische Schriftsammlungen, wie beispielsweise die »Veden« und die »Upanishaden«, berichten immer wieder von der feinstofflichen Lebensenergie *prana*, die der grobstofflichen Materie Lebendigkeit einhaucht. Die Chinesen nennen diese Energie »Qi« (Atemseele). Das Wissen um die tiefgreifende Wirkung des Atems auf die Seele ist ein reicher Schatz, der über die Kunst der Atemübungen wiederentdeckt werden will.

Die faszinierende Wirkung von Atemübungen

Atemübungen wurden und werden in den unterschiedlichsten Kulturen als Teil von kontemplativen Traditionen gepflegt. Singen beispielsweise ist eine weit verbreitete Möglichkeit des intensiven Atmens, verbunden mit der Konzentration auf Text und Melodie. Im Yoga, in der buddhistischen Lebensauffassung sowie im Zen werden verschiedene Formen des Atmens erlernt. In der Bhagavad Gita, dem heiligen Buch der Hindus, finden sich viele Hinweise zum Thema Atmung sowie Körper- und Atemübungen.

Die Kunst des Loslassens

Bewusste Atemwahrnehmung beruhigt den Geist, setzt die Taktung der Gehirnströme herab und macht den Körper deutlicher spürbar. Der Yogi, der sein Leben dem Yoga widmet, es praktiziert und lehrt, weiß dies und verfeinert seine Wahrnehmung mit Hilfe von Atemtraining. Singen und Atemübungen werden eingesetzt, um den Übergang zur Meditation zu erleichtern.

Die wenigsten Menschen können sich hinsetzen und die Gedanken oder den Verstand einfach abschalten. Vor Urzeiten mag dies glücklichen, sorgenfreien Indern vielleicht gelungen sein. Heute jedoch stehen den Menschen diverse Ängste, meist materieller Natur, im Weg, wenn sie in den wenigen stillen Momenten vollkommen entspannen und alles loslassen wollen.

Gedankenleere

Probieren Sie es gleich aus: Legen Sie dieses Buch aus der Hand, schließen Sie sanft die Augen und versuchen Sie, für einen Moment an nichts, an absolut gar nichts zu denken.

Es ist eine hohe Kunst, die Wogen des inneren Meeres zu glätten, bis die Oberfläche plan ist wie ein Spiegel, in dem die ersehnte objektive Selbstbetrachtung erfolgen kann. Die Reise zu dieser Fertigkeit führt über den Weg der Atemwahrnehmung.

Den Atem bewusst lenken

Die Atemwahrnehmung eröffnet die Möglichkeit der bewussten Atemlenkung, um schließlich den Körper und seine Organe im gewünschten Maß beeinflussen zu können. Sie optimieren die Aktivierung des Stoffwechsels (Metabolismus), wenn Sie Ihren Körper bewusster wahrnehmen und die Verbrennungsvorgänge durch gezielte Sauerstoffzufuhr und Kohlendioxidabgabe intensivieren.

Wollen Sie bei Ihrer Ernährung Kalorien reduzieren und zusätzlich Sport treiben, damit die Pfunde purzeln, so stellt der Stoffwechsel das verbindende Element des Organismus dar, der aber nur über einen effizienten Gasaustausch, nämlich durch richtiges Atmen möglich ist. Erhöhen Sie daher Ihr Atempotenzial, atmen Sie sich gesund und schlank!

»Im meditativen Tun wird die Ausatmung betont, denn Ausatmung wirkt loslösend. Je besser dies gelingt, desto unempfindlicher wird man äußeren Eindrücken gegenüber. Am Schluss ist man nur noch Atmung. Es atmet dich.«

Zen-Weisheit

Nutzen Sie Ihr Atempotenzial

Das Fassungsvermögen der Lungen beträgt durchschnittlich fünf Liter Luft. Mit einem normalen Atemzug wird aber lediglich ein halber Liter Luft ausgetauscht, das sind nur zehn Prozent der möglichen Lungenkapazität. Rund 20 Prozent des Gases müssen in den Lungenlappen verbleiben, damit sie nicht wie ein entleerter Luftballon zusammenkleben. Ein Yogi schafft dank gezielter Atmung ein Austauschvolumen von bis zu vier Litern. Er erreicht damit 80 statt nur zehn Prozent des Gastransfers. Die Folge des viel effizienteren Austauschs von Sauerstoff gegen Kohlendioxid ist eine gründliche Entschlackung des Körpers und ein besserer Stoffwechsel. Um das Atemvolumen

Über die Atmung den Verstand zur Ruhe bringen

»Indem der, der nach Befreiung strebt, alle äußeren Sinnesobjekte ausschließt, die Augen auf den Blick zwischen die beiden Augenbrauen ausrichtet, den ein- und ausströmenden Atem in den Nasenöffnungen zum Stillstand bringt und so Geist, Sinne und Verstand beherrscht, wird er von Begierden, Angst und Zorn frei. Wer immer sich in diesem Zustand befindet, ist gewiss frei.«

Bhagavad-Gita, Kapitel V, Vers 28

massiv zu erhöhen, müssen zuerst die Brust- und Rückenmuskeln gedehnt sowie die Atemmuskeln, insbesondere das Zwerchfell, trainiert werden. Die überwiegend sitzende Haltung des heutigen Büromenschen eignet sich allerdings ganz und gar nicht für eine Erweiterung der Atemkapazität. Sportliche Aktivität ist zwar ein guter Weg, aber zusätzlich sollten Sie die »Kunst der Atemübungen« bewusst und meditativ praktizieren. Vor allem in hektischen Zeiten ist das ein Genuss für Körper, Geist und Seele.

Pranayama – die Atemdisziplin des Yoga

Yoga ist inzwischen populärer denn je. Er wird meist als körperliche Ertüchtigung verstanden und ausgeübt. Das seit etwa 5000 Jahren existierende Konzept des Yoga – entstanden im alten Indien – umfasst ebenso moralische wie spirituelle Grundsätze, aber auch die Disziplinen der Atemlenkung und der Meditation mit Entspannungsphasen für Körper und Geist. Der in den USA und Europa weit verbreitete Hatha-Yoga mit seinen oft akrobatisch anmutenden Asanas (Körperhaltungen) ist nur eine von acht Yoga-Disziplinen.

> »Im Yoga wird Entspannung als eine Kunst und der Atem als eine Wissenschaft gelehrt.«
>
> Indira Devi

Die Atemübungen des Yoga, Pranayama genannt, sollen gemäß den uralten Schriftsammlungen erst nach jahrelanger und vollkommener Praxis der Asanas praktiziert werden. Das Wissen um die Lenkung und Beherrschung des Atems wurde damals als Geheimlehre nur an ausgewählte Menschen weitergegeben, da die Wirkungen auf den Körper so tiefgreifend und phänomenal sind.

Den Geist zur Ruhe bringen

Versuchen wir, das Geheimnis zu lüften und nachzuvollziehen. Sicher haben Sie die auf den Seiten 15, 16, 21 und 23 beschriebenen Atemwahrnehmungsübungen durchgeführt und gespürt, wie leicht der Atemfluss das mentale und physiologische Wohlbefinden positiv beeinflusst. Das Atemvolumen ist für die gesamte körperliche Gesundheit entscheidend, denn die bewusste Wahrnehmung des Atemvorgangs entspannt dauerhaft den stets aktiven Geist. Die yogische Lehre erläutert, warum dies so ist.

Prana: die universelle Lebensenergie

Prana und *ayama* werden zu Pranayama, was die Beherrschung des Lebensatems bedeutet. Prana, ein Begriff aus dem Sanskrit, der heiligen Sprache Indiens, ist nach altindischer Auffassung die universelle Lebensenergie, die allen Lebensformen zugrunde liegt. Prana ist der feinstoffliche, göttliche Funke, der alle anderen grobstofflichen Gewebe des

Körpers, der Pflanzen oder Steine durchdringt und prägt. Prana durchwebt die Elemente Luft, Wasser, Erde und Feuer und formt daraus alles Grobstoffliche, alles Materielle im uns bekannten Universum. Prana fließt über den Atem und die feinstofflichen Energiezentren (Chakras) in den Körper und belebt dadurch den Organismus. Alles Grobstoffliche ist nach traditioneller indischer Lehre leblos, solange Prana es nicht durchdrungen und zum Leben erweckt hat. Prana durchwebt den Atem und steuert über den Fluss des Sauerstoffs im Körper sämtliche Funktionen der Organe und Zellen. Auf mikrozellulärer Ebene bewirkt Prana die grobstoffliche Energieherstellung der winzigen Zellorganellen. Prana ist die wahre Lebensenergie des Körpers, und der Atem ist ein Ausdruck dieser Lebensenergie, ohne die niemand auf der Erde überleben kann.

Ayama: die Kontrollinstanz

Ayama ist der zweite Teil des Wortes Pranayama und bedeutet in etwa Verlängerung, Ausweitung oder auch Kontrolle. Zusammengesetzt meint der Begriff die kontrollierte Lenkung der Lebensenergie. Im Yoga bedeutet Pranayama die Disziplin der Atemübungen, die zum Ziel hat, den Organismus mit noch mehr Lebensenergie zu versorgen. Wer seinen Atem bewusst steuern kann, vermag alles im Körper zu lenken und zu beeinflussen, sogar die Prozesse des Bewussten.

»Es ist Prana, was in deinem Atem geht und in deinen Augen leuchtet. Durch Prana sehen wir, hören wir, tasten wir, schmecken wir, riechen wir, denken wir. Prana ist Lebenskraft.«

Vivekananda

Unterschiedliche Atmung in Alltag, Sport und Yoga

Die bewusste, gezielte und vor allem entspannte Ausführung von Atemübungen ist der entscheidende Unterschied zwischen intensivem Atemfluss bei sportlicher Aktivität und der Praxis des Pranayama. Zur Erinnerung: Die Einatmung geschieht durch automatische Anspannung des Hauptatemmuskels Zwerchfell, unterstützt von Atemhilfsmuskeln, die reflektorisch aktiv werden (siehe Seite 13). Der Vorgang der Ausatmung erfolgt völlig passiv. Der Körper vollzieht die Atemzüge ohne willentliche Beeinflussung bei sportlicher Anstrengung oder ganz generell im Alltag. In Anforderung, Ausführung und Wirkung gibt es also offensichtliche Unterschiede zwischen alltäglichem, sportlichem und diszipliniertem Atmen. In Alltag und Sport ist sie nur ein Reflex, mit Pranayama hingegen wird die Atmung, wie die folgende Tabelle zeigt, zu einem beherrschten und damit optimierten Prozess.

Unterschiedliche Wirkungsweisen der Atmung

Atmung	im Alltag oder bei Stress	bei sportlicher Aktivität	mit der Praxis von Pranayama
Anforderung	wie der Körper es braucht, unwillkürlich und passiv	intensiver, wie der Körper es braucht, aber unwillkürlich und passiv	wie die Atemübung es erfordert, willkürlich und aktiv
Ausführung	unbewusst	unbewusst	bewusst, kontrolliert
Atemfrequenz	hoch	hoch	niedrig
Atemtiefe	niedrig, da rasche Abfolge	mittel, da rasche Abfolge und schnelle Umsetzung	sehr ausgeprägt, da langsame Abfolge
Grobstofflicher Energieverbrauch	normal bis wenig	zehrend	zehrend
Feinstofflicher Energieverbrauch	zehrend	zehrend	auffüllend
Wirkung auf das Nervensystem	ermüdend	anregend	beruhigend
Wirkung auf den Stoffwechsel	lebenserhaltend	anregend	anregend
Spezifische Wirkung auf die Psyche	keine	anregend	beruhigend
Atmung mit zunehmendem Lebensalter	flacher	je nach körperlicher Verfassung und Muskeldehnbarkeit	tief und ausgeglichen

Notfallprogramm bei Stress, Ärger und Sport

Der Atemfluss im Alltag dient der natürlichen Lebenserhaltung. Kommen jedoch Leistungsdruck, Stress oder Ärger hinzu, verflacht sich der Atemrhythmus fühlbar. Normalerweise nehmen wir den Atem gar nicht wahr, die Atemsteuerung läuft ganz automatisch ab. Bei Hektik steigt die Atemfrequenz zwar an, sie vertieft sich aber nicht. Auch der Stoffwechsel läuft nun im Notfallprogramm der Überlebenssicherung, das allerdings mittel- bis langfristig einen massiven Raubbau an den Ressourcen des Körpers und eine permanente Belastung der Psyche darstellt. Schließlich sollte Ihr Alltag doch kein beständiger Notfall sein!

Bei sportlicher Aktivität wird uns die Notwendigkeit des Atmens noch bewusster, und wir atmen wesentlich tiefer ein und aus, um die Körperanforderung zu bewältigen. Dennoch wird der Atem instrumentalisiert, wieder wird ein Notfallprogramm eingeschaltet, um dem Körper eine Leistungssteigerung abzufordern. Der Atemfluss dient beim Sport also ebenfalls der Lebenserhaltung, hier allerdings unter körperlicher Anstrengung.

Der große Unterschied

Mit der Disziplin der Atemübungen wird die Atmung bewusst und gezielt eingesetzt, um Organismus und Stoffwechsel anzuregen – auf grobstofflicher wie auf feinstofflicher Ebene. Zusätzlich beruhigt sich die geistige Aktivität in Momenten der Stille. Körper und Geist kommen im Gleichklang zur Ruhe. Die positiven Folgen sind Klarheit und Transparenz auf mentaler und körperlicher Ebene, also eine ganzheitliche und umfassende Gesundheit. Aber der wahrscheinlich größte Vorteil von Pranayama ist: Atemübungen können in jedem Alter erlernt und ein ganzes Leben lang praktiziert werden.

> »Richtig atmen heißt, Bewusstheit in alle Teile des Körpers zu bringen.«
> Marietta Till

Die Intensität des Atems

Über die richtige Atmung hat der Körper die Möglichkeit, seinen Metabolismus (Stoffwechsel), den Auf-, Ab- und Umbau von verwertbaren Stoffen im Organismus zu optimieren. Der Metabolismus eines flach atmenden Menschen ist zwar lebenserhaltend, aber weder die Zufuhr von Sauerstoff noch der Abbau von Schlacken und Kohlendioxid (dem Gas, das müde macht) ist bei dieser Atemweise befriedigend. Im normalen Alltag mag seine Atemkapazität wohl ausreichend sein, aber die Ressourcen seines Organismus werden nicht gefordert. Soll ein Körper gesund und vital bleiben, so verlangt er mehr Atemintensität.

Aktivität und Atemübungen – ein unschlagbares Doppel

Allein die bewusste Atemwahrnehmung verbessert die Atemkapazität sowie den Gasaustausch; sie treibt den Stoffwechsel an, das heißt, gute Stoffe werden zugeführt, schlechte abtransportiert. Das Atemvolumen wird vergrößert, der optimierte Einsatz der Atemmuskeln des Brustkorbes und des Rückens mobilisiert den Oberkörper, und die Bewegungen des Zwerchfells massieren alle inneren Organe, die dadurch stärker durchblutet werden und die zugeführten Nährstoffe besser umbauen und aufbrauchen können. Fazit: Adäquate sportliche Aktivität und spezifische Atemübungen sind ein unschlagbares Doppel in Sachen Stoffwechsel und Kalorienverbrauch.

Steigende Intensität des Atems

Atemübungen plus Bewegungsprogramm
- intensive Verbrennung des Stoffwechsels
- intensive Entschlackung der Organe und Funktionsverbesserung
- Immunsteigerung und anhaltende Gesundheit

Atemintensivierung durch regelmäßige Atemübungen
- anhaltende Anregung des Stoffwechsels
- optimale Organfunktionen
- anhaltende Gesundheit

Bewusste Atemwahrnehmung
- verbesserter Stoffwechsel
- verbesserte Organfunktionen
- Vitalitätssteigerung

Stressatmung
- kurzfristig angetriebener Stoffwechsel
- »Notfall«-Organfunktionen
- Aufbrauchen der Ressourcen und chronische Müdigkeit

Normale Alltagsatmung
- ausreichender Stoffwechsel
- ausreichende Organfunktionen
- leichte Erschöpfbarkeit

Flachatmung
- ungenügender Stoffwechsel
- verminderte Organfunktionen
- anhaltende Müdigkeit

Was Atemtraining alles bewirkt

Das oberste Ziel von Atemübungen ist also definiert: Optimierung des Stoffwechsels zur Gesundung des Körpers und für erhöhten Kalorienverbrauch. Die Praxis des Atemtrainings wartet jedoch mit noch mehr Zielen und zahlreichen positiven Wirkungen auf, ohne dabei große Leistungsanforderungen an die Übenden zu stellen. Zwar ist der leistungsorientierte Mensch von heute daran gewöhnt, all seine Ziele mit ehrgeizigem Eifer erreichen zu wollen, jedoch sollte jeder wissen, dass eine nachhaltige Vitalitätssteigerung nicht schon nach wenigen Tagen erfahren wird.

Haben Sie Geduld

Geben Sie sich mit kleinen Fortschritten zufrieden, denn wenn es ums Atmen geht, sind Gelassenheit und Loslassen gefragt. Das funktioniert jedoch nicht von heute auf morgen.

Noch weniger ist schnelles und dauerhaftes Abnehmen von vielen Kilos in ein paar Wochen möglich. Dies ist eine Illusion, die uns die Marketingindustrie suggeriert, damit sie ihre Produkte bestmöglich verkauft.

Alles, was uns belastet und krank macht, physisch sowie mental, steckt im Körper und muss zunächst einmal losgelassen werden. Erst dann kann eine Heilung eintreten. Atemübungen praktizieren heißt, sich im Loslassen zu üben, auch was das Gewicht betrifft. Jedoch ist Leistungsdruck hier nicht angebracht, sondern das Gegenteil: Gelassenheit.

Die allgemeinen Ziele

Jede einzelne Atemübung hat ihre ganz speziellen Wirkungen, aber generell werden mit dem bewussten Atmen diese Ziele verfolgt:

- Die Atmung als Lebensprozess bewusst wahrnehmen → vom unwillkürlichen Atemwesen zum Aktivatmer
- Die Körperwahrnehmung steigern → vom funktionstüchtigen Körper zum lebendigen Menschen
- Die Atemfrequenz verlangsamen → von der Hektik zur Gelassenheit
- Das Atemvolumen erhöhen → von der Kurzatmigkeit zu einem tiefen Atemvolumen
- Die Atemqualität verbessern → vom schnellen Atemmuster zum Genuss der Atempause
- Die Konzentrationsfähigkeit fördern → vom Gedankenkarussell zum Verweilen im Moment
- Die Vitalität steigern → vom funktionellen Gasaustausch zum intensiven Wechsel von Sauerstoff (O_2) und Kohlendioxid (CO_2)
- Den Stoffwechsel antreiben → vom lebenserhaltenden Grundumsatz zur gesteigerten Energieproduktion

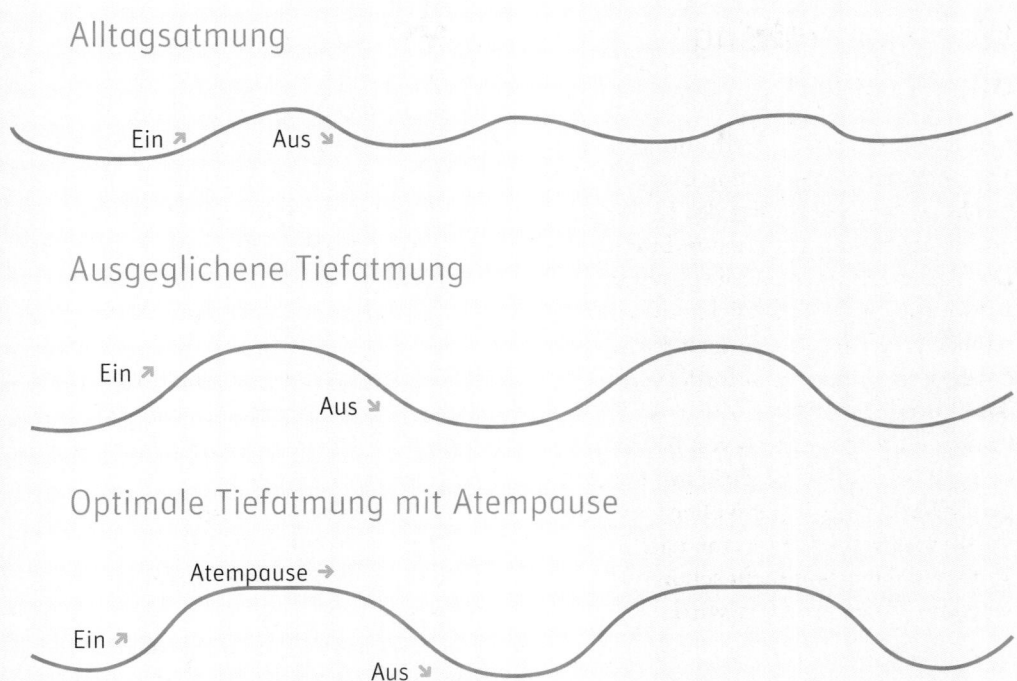

Alltagsatmung

Ein ↗ Aus ↘

Ausgeglichene Tiefatmung

Ein ↗ Aus ↘

Optimale Tiefatmung mit Atempause

Atempause → Ein ↗ Aus ↘

Lernen Sie Ihr eigenes Atemmuster kennen

Die zentralen Zielsetzungen für Atemanfänger sind, den Atemfluss in unterschiedlichen Lebenssituationen wahrzunehmen und das eigene Atemmuster zu erkennen. Wer sein Atemmuster nicht kennt, kann es nicht verändern. Die Atemübungen zielen auf eine Kontrolle des Atems ab und sind in drei aufeinander aufbauende Gruppen unterteilt: »Atmen Sie sich vital und werden Sie frei« (Niveau für Anfänger, ab Seite 38), »Atmen Sie sich schlank und werden Sie fit« (Niveau für Fortgeschrittene, ab Sei-

te 76) und »Atmen Sie sich in Schwung und werden Sie aktiv«, ein Bewegungsprogramm mit tiefem Atemvolumen (Niveau für Geübte und Fortgeschrittene, ab Seite 102).

Langsame Steigerung

Egal, welche Ziele Sie sich persönlich gesteckt haben, beginnen Sie auf jeden Fall mit den Atemübungen für Anfänger und steigern Sie Ihre Atemfähigkeit von Woche zu Woche. Übung macht den Meister. Aber betreiben Sie Ihr Atemtraining sachte, maßvoll und ganz ohne Druck.

So bereiten Sie sich auf die Übungen optimal vor

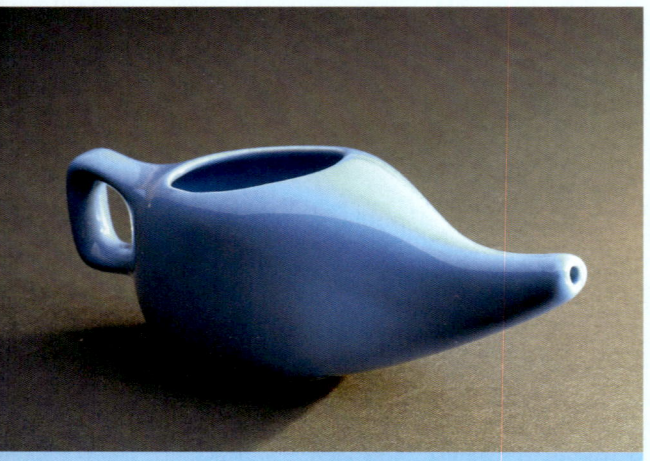

Nasenspülkännchen für NETI, die traditionelle Nasenreinigung der Yogis.

training). Sollten Sie einmal nicht so fit sein, sich nicht richtig konzentrieren können oder gelingt Ihnen eine Atemübung nicht, dann wählen Sie eine andere, die Ihnen leichter fällt. Oder Sie beobachten Ihren Atem einfach nur.

Voraussetzungen zum besseren Gelingen:

- Atmen Sie stets über die Nase ein und aus (außer es ist anders angegeben).
- Die Atemwege (Nase, Mund, Rachen) sollten gereinigt werden (siehe Tipp unten) und durchlässig sein. Wenn

Tipp:

Hilfreich, auch zur Vorbeugung gegen Erkältungen, sind morgendliche Nasenspülungen nach yogischer Lebensweise. Dafür füllen Sie in ein Nasenspülkännchen (Neti, siehe Seite 122) leicht salzhaltiges Wasser. Bringen Sie Ihren Kopf über einem Waschbecken in sanfte Schräglage und führen Sie die Salzlösung über das rechte Nasenloch ein. Sie fließt über das linke Nasenloch wieder heraus. Atmen Sie dabei durch den Mund ein und aus. Dann spülen Sie den linken Nasengang. Bitte keine Nasenreinigung bei starkem Schnupfen, Stirnhöhlen- oder Nasennebenhöhlenvereiterungen ausführen.

Bitte bereiten Sie sich auf die Atemübungen gut vor, damit diese so effektiv wie möglich sind. Wie schon erwähnt, müssen Sie Ihr eigenes Atemmuster kennen. Sie erlernen es mit den ersten Übungsprogrammen im folgenden Kapitel (siehe Seite 38). Nehmen Sie sich dafür Zeit. Atmen müssen Sie ohnehin, warum also nicht gleich bewusst? Die vorgestellten Übungen sind unterschiedlich intensiv: Es gibt Atemwahrnehmungen (leicht auszuführen), Atemlenkungen (konzentriert auszuführen) und die Atembeherrschung (intensives Atem-

eine Nasenseite verstopft ist, beeinflusst dies die dazugehörige Körperhälfte. Sie würde weniger Schlacken abgeben und weniger Prana aufnehmen können.

- Sorgen Sie für ausreichende Frischluftzufuhr, lüften Sie den Raum schon vor dem Üben gut.
- Gähnen, räuspern oder husten Sie vor Beginn einer Atemübung.
- Intensive Atemübungen bitte niemals mit vollem Magen ausführen. Gewähren Sie Ihrem Körper vier Stunden Verdauungsarbeit nach der letzten großen Mahlzeit, bevor Sie die Übungen mit Zwerchfellanspannung praktizieren.
- Aufrechtes Sitzen, auf einem Stuhl oder im Meditationssitz, ist unerlässlich, wenn die Atempraxis gelingen soll. Die Wirbelsäule muss gerade aufgerichtet sein, um den Lungenflügeln die weitestmögliche Ausdehnung zu gewähren. Sobald Kopf und Schultern nach vorne fallen oder der Rücken rund wird, können sich die Rippen weniger ausbreiten, die Zwerchfellkuppe weniger aufbäumen und die Lungenflügel nur mangelhaft aufblähen.
- Zum Sitzen in Meditationshaltung mit überkreuzten, voreinander liegenden Beinen, ist ein festes Sitzkissen oder ein Meditationsbänkchen hilfreich. Es unterstützt die Aufrichtung der Wirbelsäule. Falls Sie Ihren Rücken nicht über längere Zeit aufrecht halten können, stützen Sie ihn an einer Wand oder Stuhllehne ab.

- Halten Sie die Augen während der Übung geschlossen. So können Sie sich besser konzentrieren.
- Nehmen Sie am besten vor der ersten Atemübung etwa eine Minute lang Ihre natürliche Atmung wahr, ohne deren Rhythmus zu beeinflussen.
- Zählen Sie ganz ruhig und entspannt, Ihrem individuellen Atemvolumen entsprechend.
- Beachten Sie die empfohlenen Wiederholungen der Atemzyklen, die Sie unterschreiten dürfen, falls Sie weniger Zeit haben, jedoch möglichst nicht überschreiten sollten.
- Spüren Sie jeder einzelnen Übung nach, bevor Sie die nächste beginnen oder die Atempraxis abschließen.

Tipp:

Wenn Sie regelmäßig zu Hause meditative Atemübungen praktizieren möchten, richten Sie sich am besten einen festen Platz dafür ein. Gestalten Sie diesen Ort ganz nach Ihrem Geschmack und statten Sie ihn mit einer Meditations- oder Yogamatte und einem Sitzkissen aus. So haben Sie sicher Lust, Ihren kleinen »Atemtempel« täglich aufzusuchen und dort zu üben.

Keine Atemübungen bei ...

Bitte beachten Sie unbedingt die Kontraindikationen, bei denen Sie die Atemübungen besser *nicht* ausführen:

- Bei allgemeinem Unwohlsein, etwa Kreislaufbeschwerden, Verdauungsstörungen, Magen-Darm-Infekt, Menstruation, Erkältung, grippalem Infekt und vielem mehr. Warten Sie, bis Sie sich besser fühlen, und fahren Sie dann mit Ihrem Atemprogramm fort.
- Bei Druckgefühl im Kopfbereich (Kopfschmerzen, Migräne mit Druck auf die Augen, Ohrenschmerzen, Stirnhöhlen- oder Nasennebenhöhlenentzündung).
- Bei einer Schilddrüsenerkrankung, vor allem bei Schilddrüsenüberfunktion, da Atemübungen die Tätigkeit der Schilddrüse (des Hormonmotors des Körpers) antreiben.
- Bei schwerwiegenden Atemwegserkrankungen wie chronischer Bronchitis, chronischem Asthma, Lungenentzündung oder anderen.
- Bei Herz-Kreislauf-Problemen, etwa Bluthochdruck oder niedrigem Blutdruck, bei Neigung zu Schwindel, Angina Pektoris, angeborenem Herzfehler oder einer Herzerkrankung.
- Bei akuten und chronischen Entzündungen oder Beschwerden im Bauchraum, z. B. bei Magenschleimhautentzündung und Magengeschwür. Nach Operationen bitte mindestens sechs bis acht Wochen Ruhezeit einhalten.
- Während fortgeschrittener Schwangerschaft; in diesem Fall führen Sie Atemübungen nur unter Anleitung und Aufsicht einer Hebamme durch.
- Bei psychischen Beschwerden oder Störungen.
- Kinder bis zehn Jahre sollten das Atemtraining nicht ohne fachliche Aufsicht machen. Der überwiegende Teil der in diesem Buch vorgestellten Übungen ist für Heranwachsende *nicht* geeignet.

Mögliche Nebenwirkungen und Vorsichtsmaßnahmen

Die Praxis der Atemübungen stellt einen einfachen Heilungsweg dar, den Sie unter Umständen auch dann beschreiten können, wenn Sie an einer der hier genannten chronischen Grunderkrankung leiden. In diesem Fall sollten Sie sich unbedingt einem Atemtherapeuten oder Heilpraktiker anvertrauen und unter dessen Aufsicht üben.
Mitunter werden intensive Zwerchfellbewegungen gefordert, oder Sie sollen in sehr schneller Abfolge atmen. Dies kann zu Schwindel führen. In diesem Fall brechen Sie das Atemtraining ab, begeben sich in Rückenlage auf eine Matte oder Couch, legen die Beine hoch und lassen den Körper ganz natürlich atmen, so wie er möchte. Das Nervensystem reguliert dann automatisch den Atemfluss.

»Die regelmäßige Praxis von Pranayama verringert die Blockaden, die uns an einer klaren Wahrnehmung hindern.«

Patanjali

Wer unregelmäßig atmet, hat einen unruhigen Geist. Dieser wiederum wohnt
in einem unruhigen Körper. Mit zunehmender Praxis werden Sie spüren, warum Pranayama, die Lehre der Atemlenkung, einst als Geheimwissen gehandelt
wurde. Ihre körperliche und geistige
Wahrnehmung verändert sich nämlich
immens. Sie fühlen sich nach und nach
immer klarer und ausgeglichener, Körper und Geist werden feinfühliger und
wahrhaftiger.

So arbeiten Sie mit den Atemprogrammen

Die Programme des nächsten Kapitels,
»Atmen Sie sich vital und werden Sie
frei« (siehe Seite 38), führen Sie zur
Atemwahrnehmung und -lenkung im
Sinne einer verbesserten Atemqualität
und Körpervitalität. Programme 1 bis 3
stellen die Basis für alle nachfolgenden
Atemübungen dar und sollten täglich
durchgeführt werden, bevor Sie weitere
Sequenzen angehen. Die Programme 4
bis 9 bauen auf diesen Grundübungen
auf und können je nach Zeitkontingent,
Bedarf und Muße variiert werden.
Die Sequenzen des Kapitels »Atmen Sie
sich in Schwung und werden Sie aktiv«
(siehe Seite 102) bestehen aus kombinierten Atem- und Bewegungsübungen. Sie
wirken intensiv und sind mit der Maß-
gabe von Gewichtsreduktion durch
Stoffwechselantrieb zusammengestellt.
Es empfiehlt sich, die Programme 10 bis

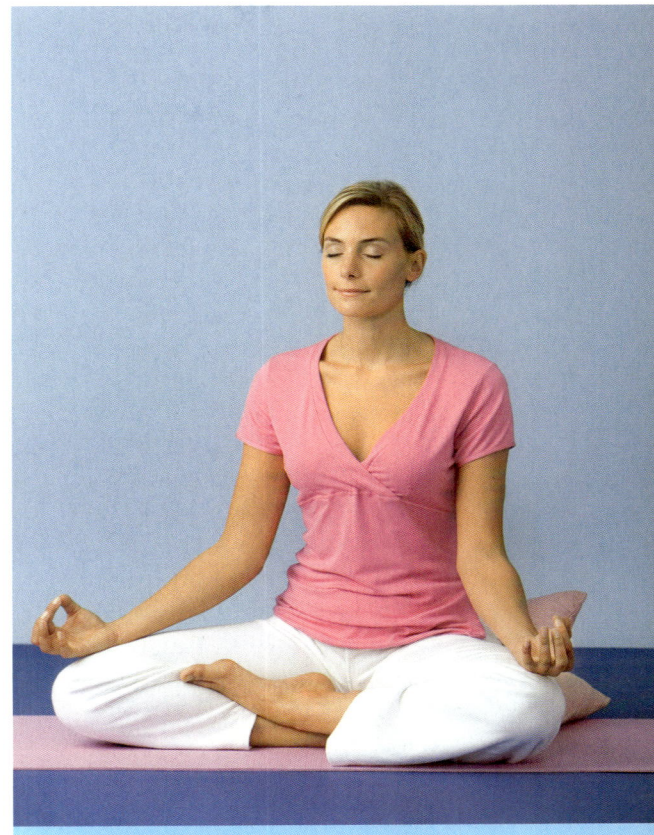

*Der Meditationssitz – eine für Atemübungen
gut geeignete Position.*

18 (siehe ab Seite 77) täglich in genann-
ter Reihenfolge zu praktizieren, um
in Kombination mit der im Kapitel
»Ernähren Sie sich im Einklang mit
Ihren Energien« (siehe Seite 60) angemessenen Ernährungsumstellung einen
nachhaltig positiven Effekt für den Körper zu erzielen.

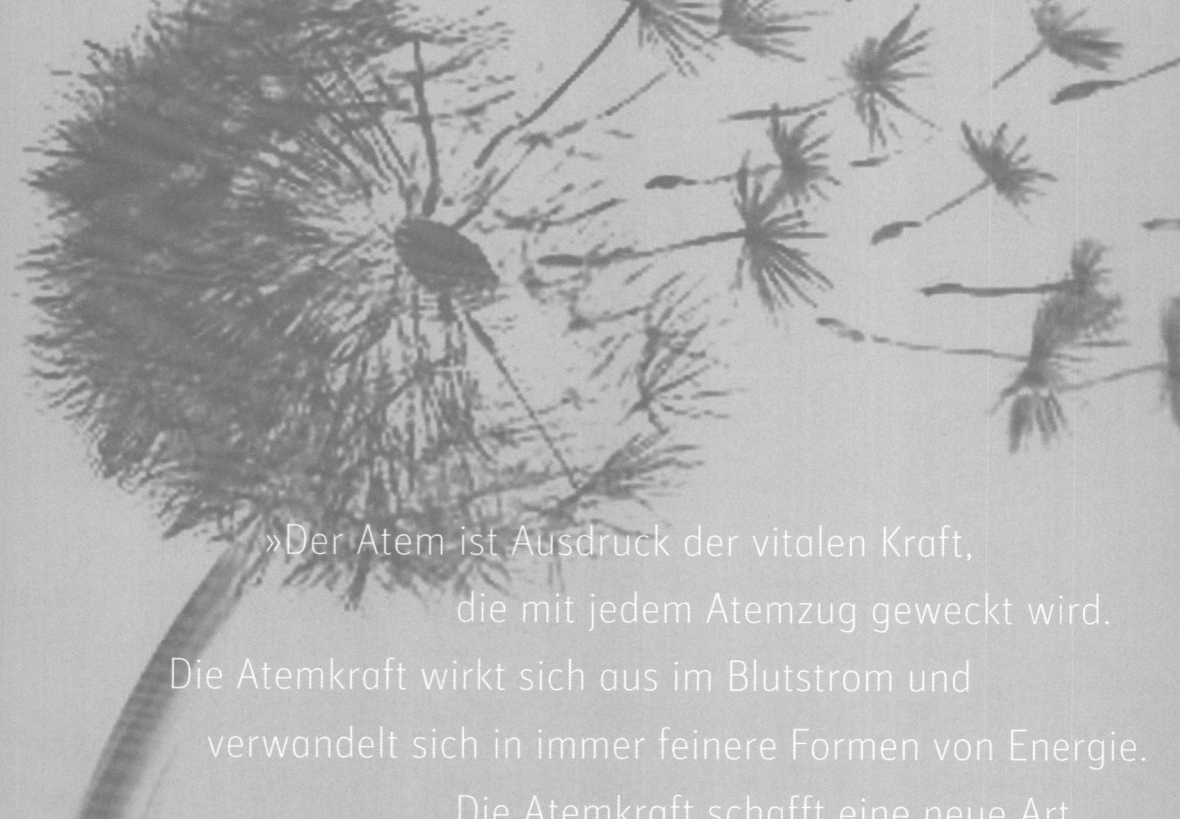

»Der Atem ist Ausdruck der vitalen Kraft,
die mit jedem Atemzug geweckt wird.
Die Atemkraft wirkt sich aus im Blutstrom und
verwandelt sich in immer feinere Formen von Energie.
Die Atemkraft schafft eine neue Art
von Körperbewusstsein.«

Lama Govinda

Körper
und Geist
erfrischen

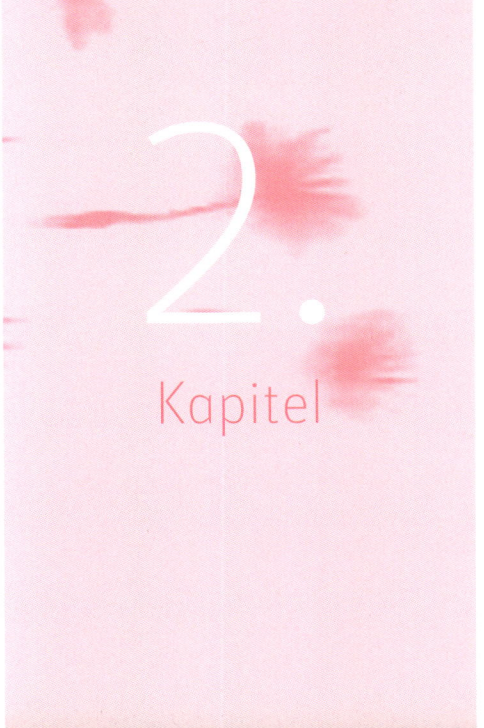

2.

Kapitel

Atmen Sie sich
vital und werden
Sie frei

Sie wollen Ihren Atem bewusst wahrnehmen und Ihren Körper vitalisieren? Die folgenden Übungsprogramme können Sie leicht in Ihren Alltag integrieren. Für drei Wirkungsbereiche, nämlich für unterwegs oder zu Hause, als Muntermacher und für mehr Gelassenheit, lernen Sie nun jeweils drei Programme mit je drei Atemübungen kennen, die Sie ohne großen Aufwand durchführen können. Sie benötigen dafür zehn bis 15 Minuten Zeit. Am besten absolvieren Sie die drei Programme eines Wirkungsbereichs mehrmals täglich. Die Atemübungen erfrischen und sind daher nicht kurz vor dem Schlafengehen zu empfehlen.

Atemwahrnehmungen unterwegs oder zu Hause

Machen Sie die folgenden Übungen zu Hause, am Arbeitsplatz oder unterwegs, beispielsweise in der Bahn, im Bus oder im Auto. Achten Sie als Autofahrer aber dennoch weiter auf den Straßenverkehr.

Sie dürfen die jeweiligen Dreiergruppen der Atemwahrnehmungen ruhig mehrmals täglich erspüren, um Ihr Atem- und Körperbewusstsein erheblich zu verbessern. Die objektive Kenntnis des eigenen Atemflusses ist die wichtigste Voraussetzung für die Atemübungen der nachfolgenden Kapitel.

Programm 1: Atemfluss

Spüren Sie tagsüber so oft wie möglich Ihren natürlichen Atemfluss sowie die gesunde Aufrichtung von Oberkörper und Rücken. Nehmen Sie bewusst wahr, wie sich Ihre Atmung aus dem Ein- und Ausatmen zusammensetzt. Lernen Sie durch die Übungen des ersten Programms, die für den Körper so wichtige Ausatmung zu verlängern. Allein durch die bewusste Wahrnehmung des Atemflusses ist eine vitalisierende Wirkung sehr rasch spürbar.

Tipp: Nehmen Sie sich einen Moment Zeit, nachdem Sie in Ihr Auto eingestiegen sind und die Tür geschlossen haben. Beobachten Sie sich objektiv und beruhigen Sie Ihre vorauseilenden Gedanken. Genießen Sie mit neun Atemzügen die momentane innere Stille und spüren Sie bewusst Ihren Körper, bevor Sie den Motor starten.

Übung 1: Mit dem Rücken atmen

Macht den Atemfluss bewusst

1. Setzen Sie sich aufrecht hin, wo auch immer Sie sich gerade befinden.

2. Spüren Sie, wie der Atemhauch ganz sanft durch Ihre Nase ein- und ausfließt. Halten Sie den Mund geschlossen und nehmen Sie wahr, wie sich Ihre Lungen mit Luft füllen und wieder leeren.

3. Spüren Sie den Atemfluss auch im aufgerichteten Rücken. Nehmen Sie den Atem einfach wahr, ohne ihn zu beeinflussen. Verweilen Sie in der Haltung des Beobachters, ohne zu denken oder zu lenken.

4. Spüren Sie dann der Wirkung nach.

Übung 2: Pusteblume

Macht die Ausatmung bewusst

1. Setzen Sie sich aufrecht hin, wo auch immer Sie sich gerade befinden. Atmen Sie über die Nase ein. Formen Sie Ihre Lippen so, als ob Sie die Samen einer Pusteblume wegblasen wollten.

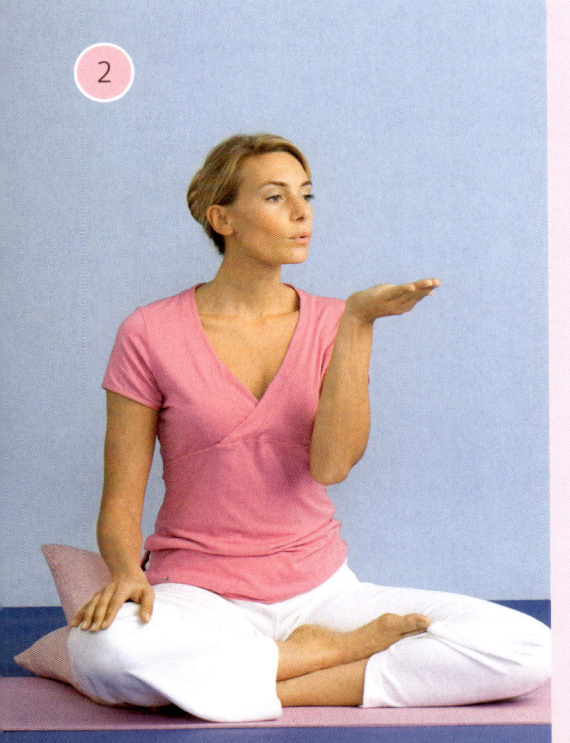

2

Übung 2:

Die Übung »Pusteblume« macht Ihnen Ihre Ausatmung bewusst. Stellen Sie sich vor, auf eine Pusteblume zu atmen.

a| **Empfohlene Wiederholungen:**
   neun Atemzyklen
b| **Empfohlene Anwendungen:**
   mehrmals täglich

2. Lassen Sie Ihren Atem sanft und lange zwischen den geformten Lippen über den Mund herausfließen. Als Hilfe können Sie die Handinnenseite in 20 Zentimeter Abstand vor den Mund positionieren, um so den ausfließenden Atem besser wahrzunehmen. Spüren Sie anschließend der Wirkung nach.

a| **Empfohlene Wiederholungen:** zwölf Atemzyklen

b| **Empfohlene Anwendungen:** mehrmals täglich

Übung 3: F-Atmung

Verlängert die Ausatmung

1. Setzen Sie sich aufrecht hin, wo auch immer Sie gerade sind. Atmen Sie über die Nase ein.

2. Formen Sie Ihre Lippen zur Aussprache eines »F« und lassen Sie die Luft sanft, lange und hörbar über die geformten Lippen herausfließen, bis die Ausatmung erloschen ist, und spüren Sie der Wirkung nach.

a| **Empfohlene Wiederholungen:** zwölf Atemzyklen

b| **Empfohlene Anwendungen:** mehrmals täglich

Programm 2: Den Atemrhythmus verbessern

Mit diesem Übungsprogramm beginnen Sie, Ihren Atemrhythmus vollkommen neu zu programmieren.

Sie lernen, vom »Alltagsatmer« zum bewusst atmenden Menschen mit gleichmäßigem, verlängertem Atemfluss zu werden, da Sie mit den folgenden Atemübungen Ihren Atemzyklus durch die Erweiterung der Atempause und der Atemleere optimieren.

Tipp: Passen Sie anfänglich die Zählgeschwindigkeit Ihrer individuellen Atemkapazität an. Sobald Sie dann jedoch mit den Übungen vertraut sind, zählen Sie langsamer, um die einzelnen Atemzyklen zu verlängern.

Übung 4: Gleichmäßiger Atemrhythmus

Gleicht Ein- und Ausatmung an

1. Setzen Sie sich mit aufrechter Wirbelsäule hin und beobachten Sie Ihre Atmung einige Atemzüge lang, ohne die Tiefe zu beeinflussen. Atmen Sie nun gründlich aus.

2. Atmen Sie ein und zählen Sie dabei langsam bis sechs. Während der folgenden Ausatmung zählen Sie wieder langsam bis sechs.

3. Atem Sie weiterhin gleichmäßig lange und intensiv ein und aus, ohne dabei zu schnaufen. Anschließend spüren Sie der Wirkung nach.

a| **Empfohlene Wiederholungen:** zwölf Atemzyklen

b| **Empfohlene Anwendungen:** mehrmals täglich

Übung 5:
Verlängerter Atemrhythmus

Optimiert die Verweildauer von Ein- und Ausatmung

1. Setzen Sie sich aufrecht hin und beobachten Sie Ihren Atem für einige Atemzüge. Atmen Sie dann gründlich aus.

2. Zählen Sie während des Ein- und Ausatmens jeweils langsam bis zwölf. Atmen Sie die ganze Zeit gleichmäßig lange und intensiv ein und aus, ohne dabei zu schnaufen. Anschließend spüren Sie der Wirkung noch ein wenig nach.

Übung 6:
Atempause und Atemleere

Verlängert die Atmung durch Atemstille

1. Setzen Sie sich aufrecht hin, beobachten Sie Ihren Atem für einige Atemzüge und atmen Sie dann gründlich aus.

2. Einatmend zählen Sie langsam bis sechs. Wieder bis sechs zählend halten Sie die Atempause. Atmen Sie auf sechs aus und halten Sie den Atem in Atemleere an, während Sie wiederum innerlich bis sechs zählen. Spüren Sie dann der Wirkung nach.

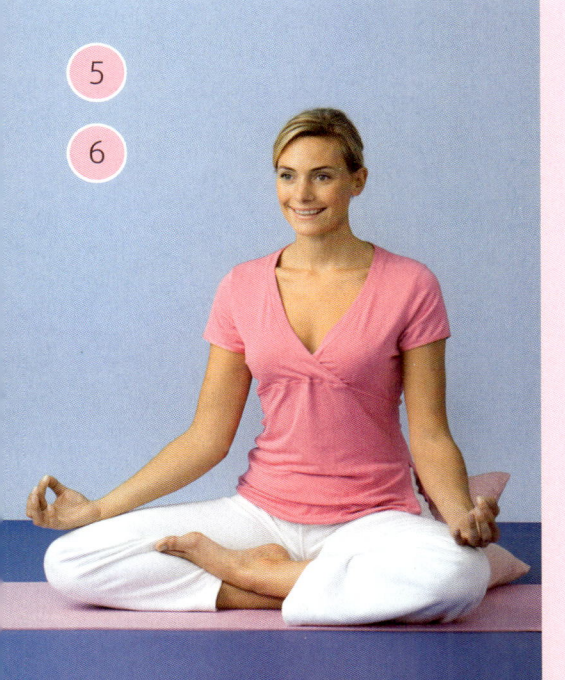

5

6

Übung 5 und 6:

Bei der Verlängerung des Atemrhythmus zählen Sie leise mit, um Ein- und Ausatmung und Atempause anzugleichen.

a| **Empfohlene Wiederholungen:** zwölf Atemzyklen
b| **Empfohlene Anwendungen:** dreimal täglich

Programm 3:
Die drei Ebenen der Atmung

Um Ihren Atem gezielt lenken zu können, müssen Sie unbedingt die drei physiologischen Ebenen der Atmung kennen, denn die Bewegungen im Rumpf während des Atemvorgangs werden von unterschiedlichen Muskelgruppen verursacht, die später gezielt für tiefgreifende Atemveränderungen eingesetzt werden. Sie erlernen nun also die Bauchatmung, die Flankenatmung und die Brust- oder Lungenspitzenatmung (siehe Seite 16). Bei der Bauchatmung wird die Bewegung im Bauchraum von der Kontraktion und Entspannung des Zwerchfellmuskels (siehe Seite 14) initiiert. Die Flankenatmung mit Weitung des Rippenbereichs oberhalb der Taille zum Rücken hin wird durch die Dehnbarkeit der Zwischenrippenmuskulatur ermöglicht. Dabei breiten sich die Lungenflügel seitlich aus, bevor sie sich wieder zum Ausblasen des Kohlendioxids zusammenziehen. Bei der Brustatmung wird das Heben und Senken der Schlüsselbeine während des Atemflusses von den Schulter- und Brustmuskeln unterstützt. Dabei füllen und leeren sich die Lungenspitzen.

Tipp: Während der folgenden Übungen legen Sie Ihre Handflächen an bestimmte Stellen des Rumpfes. Dies dient der besseren Konzentration auf die verschiedenen Atemebenen. Ein leichter Druck der Hände gegen die jeweilige Körperregion

Übung 7:

Legen Sie die Hände auf den Körper, um die unterschiedlichen Ebenen der Atmung zu spüren.

a| **Empfohlene Wiederholungen:**
neun Atemzyklen
b| **Empfohlene Anwendungen:**
mehrmals täglich

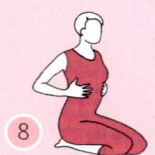

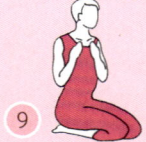

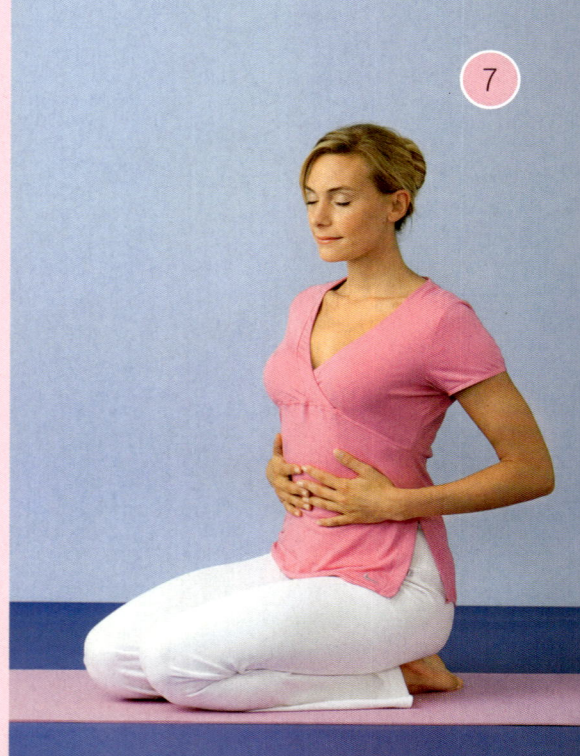

kann die Ausatmung verstärken, die am Anfang erfahrungsgemäß noch relativ gering ist. Bei zunehmender Praxis spüren Sie die Atmungs-Ebenen auch ohne Zuhilfenahme der Hände.

Übung 7: Bauchatmung

Macht die Bewegung des Zwerchfells bewusst

1. Setzen Sie sich aufrecht hin und legen Sie Ihre Handflächen auf den Bauch. Beobachten Sie zunächst Ihre ganz normale, unbeeinflusste Ein- und Ausatmung.

2. Zählen Sie dann beim Einatmen bis sechs, halten Sie die Atempause ebenso lang, atmen Sie auf sechs aus und genießen Sie die Atemleere. Machen Sie sich dabei die Bewegung im Bauchraum und die Existenz Ihres Zwerchfells bewusst.

3. Abschließend legen Sie die Hände auf Ihre Oberschenkel und beobachten Ihren Atem. Spüren Sie der Wirkung der Übung nach.

Übung 8: Flankenatmung

Macht die Brustkorbdehnung bewusst

1. Setzen Sie sich aufrecht hin und legen Sie Ihre Handflächen seitlich auf die Rippen. Beobachten Sie zunächst Ihre normale Atmung.

2. Zählen Sie nun wieder jeweils bis sechs: Einatmen – Atempause – Ausatmen – Atemleere. Machen Sie sich dabei die Bewegung in den Flanken und die Dehnung der Rippen bewusst.

3. Abschließend legen Sie die Hände auf Ihre Oberschenkel, beobachten Ihren Atem und nehmen die Wirkung der Übung wahr.
   a| **Empfohlene Wiederholungen:** zwölf Atemzyklen
   b| **Empfohlene Anwendungen:** mehrmals täglich

Übung 9: Lungenspitzenatmung

Macht die Schulter- und Brusthebung bewusst

1. Setzen Sie sich aufrecht hin und positionieren Sie Ihre Fingerspitzen unterhalb der Schlüsselbeine.

2. Zählen Sie nun wieder jeweils bis sechs beim Einatmen, während der Atempause, beim Ausatmen und während der Atemleere. Machen Sie sich die Bewegung im Schulter- und Brustbereich bewusst.

3. Abschließend legen Sie Ihre Hände auf die Oberschenkel. Beobachten Sie Ihre Ein- und Ausatmung und spüren Sie die Wirkung der Übung.
   a| **Empfohlene Wiederholungen:** zwölf Atemzyklen
   b| **Empfohlene Anwendungen:** mehrmals täglich

Muntermacher für jede Gelegenheit

Müdigkeit ist eine normale Reaktion des Organismus und ein Zeichen dafür, dass der Körper Regenerationsbedarf hat. Sehr große Müdigkeit ist in der heutigen Zeit ein häufig auftretendes Beschwerdebild und kann verschiedene Ursachen haben: Wechsel der Jahreszeiten, Wechsel der Mondphasen, Wechsel des Hormonstatus, anhaltender Stress, stumme Infekte und vieles mehr. Ihr Organismus unterliegt zudem einem ganz individuellen Biorhythmus, der abwechselnd Phasen der Leistungsfähigkeit und Phasen der Regeneration beinhaltet. Kein menschlicher Körper kann auf Dauer zwölf oder mehr Stunden am Stück Leistung erbringen. Dennoch werden die natürlichen Phasen der Ermüdung von vielen Menschen mit Kaffee, Cola, Energydrinks oder gar aufputschenden Drogen unterdrückt. Unter Missachtung des natürlichen Ruhebedarfs erhalten sie das Leistungspensum künstlich aufrecht. Versuchen Sie es doch mal mit einer verbesserten Atmung: Müde machendes Kohlendioxid raus, mehr Sauerstoff rein in den Körper! Die folgenden Übungen helfen Ihnen dabei. Sie können sie überall und mehrmals täglich ausführen.

Programm 4: Atemwellen

Die im vorhergehenden dritten Programm erspürten drei Ebenen der Atmung dürfen Sie nun fließend miteinander verbinden, um zu einem natürlichen, tiefen Atemfluss zurückzufinden. Nutzen Sie bei den folgenden Atemwellen auf jeder Ebene das optimale Auf- oder Abgabevolumen an Luft aus. Anfängern fällt es meist schwer, die Intensität der Lungenspitzenatmung zu spüren. Seien Sie geduldig mit sich, nehmen Sie sich Zeit für die Übungen. Linderung von Verspannungen im Nacken- und Schulterbereich ist das positive Resultat. Wenn Sie die Atemwellen sanft, fließend und beständig ausführen, haben sie eine entspannende Wirkung auf Ihre gesamte Rückenmuskulatur. Gleichzeitig verfeinern sie Ihre Atemkapazität und harmonisieren Körper, Geist und Seele.

Tipp: Stellen Sie sich eine sanfte Welle vor, die in Richtung Strand fließt und von dort wieder zurück. Die Welle strömt unablässig hin und her, gleitet auf und ab. Genauso sanft fließt Ihr Atem in stetem Gleichklang über die drei Atemebenen ein und aus.

Übung 10: Wellenatmung

Lässt den Atem freier fließen

1. Setzen Sie sich aufrecht hin und beobachten Sie Ihre Atmung, ganz ohne Beeinflussung.

2. Nun machen Sie eine lange, tiefe Einatmung: Lassen Sie die Luft zuerst in den Bauchraum fließen, dann zu den Flanken, schließlich atmen Sie noch

tiefer ein und ziehen den Atem bis hinauf zu den Schlüsselbeinen.

3. Jetzt atmen Sie, an der Bauchebene beginnend, wieder aus, bis sich die Rippen und Flanken zusammenziehen, dann atmen Sie noch tiefer aus, bis sich die Schlüsselbeine absenken und die Lungenspitzen leeren.

4. Beginnen Sie die nächste Einatmung wieder an der Bauchebene, wie Step 2, und lassen Sie die Atemwelle erneut über alle drei Stufen langsam ein- und ausfließen.

5. Bei jedem neuen Zyklus fließt die Atmung ein wenig tiefer ein und aus. Beobachten Sie anschließend die Wirkung, ohne den Atem zu lenken.

Übung 11:
Wellenatmung mit Atempause

Verbessert die Verteilung des Sauerstoffs im Körper

1. Führen Sie die Atemwelle wie zuvor beschrieben aus. Halten Sie jedoch zwischen Einatmung und Ausatmung eine Atempause ein. Zählen Sie pro Atemvorgang, beim Einatmen, bei der Atempause und beim Ausatmen jeweils bis sechs.

2. Beobachten Sie anschließend die Wirkung, ohne den Atem dabei zu lenken.
   a| **Empfohlene Wiederholungen:** zwölf Atemzyklen
   b| **Empfohlene Anwendungen:** mehrmals täglich

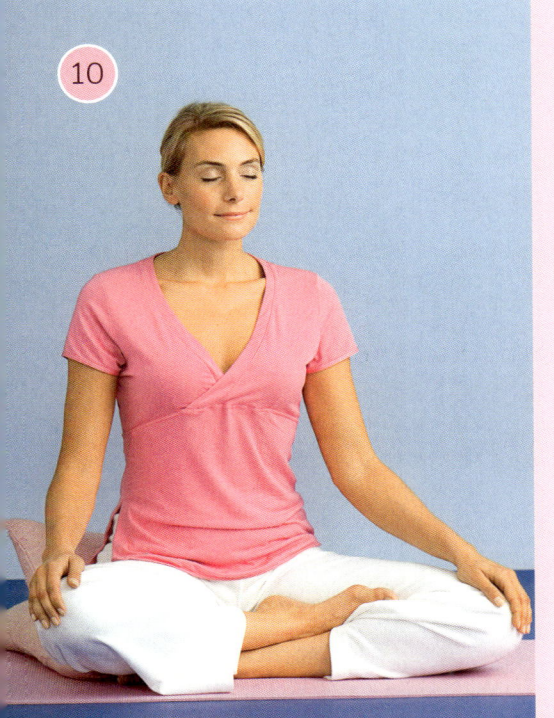

10

Übung 10:

Verbinden Sie die drei Atemebenen fließend wie eine Welle miteinander.

a| **Empfohlene Wiederholungen:** zwölf Atemzyklen
b| **Empfohlene Anwendungen:** mehrmals täglich

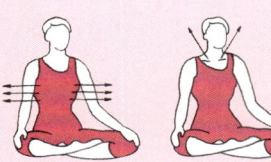

Übung 12: Wellenatmung mit Atempause und Atemleere

Verstärkt die Abatmung von Kohlendioxid

1. Führen Sie die Atemwelle wie bei der vorhergehenden Übung durch, halten Sie diesmal jedoch zusätzlich nach dem Ausatmen einen Moment die Atemleere. Zählen Sie pro Atemvorgang (Einatmen, Atempause, Ausatmen, Atemleere) bis sechs.

2. Beobachten Sie anschließend die Wirkung, allerdings ohne den Atem dabei zu lenken.
   a| **Empfohlene Wiederholungen:** zwölf Atemzyklen
   b| **Empfohlene Anwendungen:** mehrmals täglich

Programm 5: Wechselatmungen

Mit diesem Atemprogramm lernen Sie, Ihren Körper auf natürliche Art durch Leistungstiefs zu manövrieren, denn die Übungen wirken gegen akute oder chronische Müdigkeit besser als ein Kaffee. Führen Sie sie daher bitte nicht vor dem Schlafengehen durch.
Sie setzen abwechselnd Ihre Nasengänge ein, daher der Name »Wechselatmung«. Derartige Übungen wirken schon nach wenigen Durchführungen in vielerlei Hinsicht positiv auf Körper und Geist: Die Konzentrationsfähigkeit erhöht sich augenblicklich, Kreislauf und Stoffwechsel kommen in Schwung, die Steuerung des Nervensystems wird harmonisiert, die Funktionen der linken (für den Verstand zuständigen) und rechten (für die Gefühle zuständigen) Gehirnhälfte werden ins Gleichgewicht gebracht. Wer nervös ist, wird gelassener, wer müde ist, wird klarer und munterer. Besonders wichtig für die Durchführung dieses Atemprogramms ist die gute Durchlässigkeit beider Nasengänge. Sollte ein Nasenloch verstopft oder weniger durchlässig sein, reinigen Sie es, ansonsten ist die Wechselatmung nicht möglich.

Tipp: Nutzen Sie die Kraft von ätherischen Ölen bei Müdigkeit oder Konzentrationsschwäche. Die Zitrus-Aromen naturreiner Essenzen von Grapefruit, Orange, Zitronengras oder Bergamotte machen munter. Reiben Sie bei Bedarf ein bis zwei Tropfen des Öls unter die Nase oder auf die Stirn oder geben Sie fünf Tropfen in die mit frischem Wasser gefüllte Schale einer Duftlampe.

Übung 13: Rhythmische Wechselatmung

Macht munter und klärt den Geist

1. Setzen Sie sich aufrecht hin und lockern Sie Ihre Schultern. Prüfen Sie, ob beide Nasengänge frei sind, und beobachten Sie Ihren Atemfluss für einige Atemzüge.

2. Verschließen Sie das rechte Nasenloch mit Ihrer rechten Daumenkuppe und

atmen Sie über das linke Nasenloch ein; verschließen Sie dann sofort das linke Nasenloch mit dem linken Zeigefinger und öffnen Sie das rechte Nasenloch, um auszuatmen. Verschließen Sie dann wieder den rechten Nasengang und atmen Sie erneut über links ein. Führen Sie diese Atmung (links ein, rechts aus) zwölfmal hintereinander durch.

3. Dann wechseln Sie die Hand; Sie verschließen mit dem Daumen das linke Nasenloch und atmen in rascher Folge über das rechte Nasenloch ein und über das linke aus und so weiter. Beobachten Sie anschließend die Wirkung, ohne den Atem zu lenken.

Übung 14:
Fließende Wechselatmung

**Erfrischt und erhöht
die Konzentrationsfähigkeit**

1. Setzen Sie sich aufrecht hin, überprüfen Sie die Durchlässigkeit Ihrer Nasengänge und beobachten Sie Ihren Atemfluss.

2. Verschließen Sie mit der rechten Daumenkuppe das rechte Nasenloch. Atmen Sie über das linke Nasenloch ein und verschließen Sie es mit dem Zeigefinger. Öffnen Sie jetzt das rechte Nasenloch, atmen Sie rechts aus und rechts auch wieder ein. Verschlie-

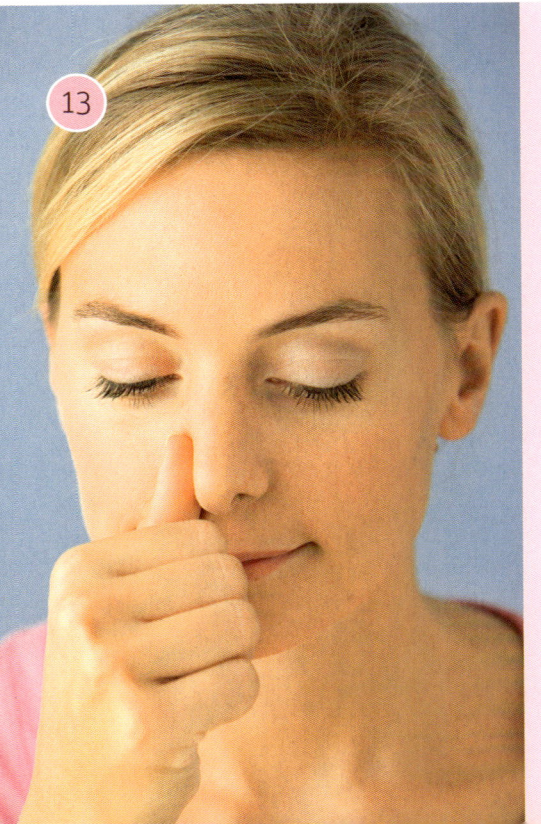

Übung 13:

Bei den Wechselatmungen müssen beide Nasenlöcher frei und durchlässig sein; nur dann entfaltet sich die wohltuende Wirkung für Körper und Geist.

a| **Empfohlene Wiederholungen:**
je zwölf Atemzyklen pro Nasengang
b| **Empfohlene Anwendungen:**
je nach Bedarf, aber nicht mehr als fünfmal täglich

47

ßen Sie dann die rechte Seite, atmen Sie über links aus und über links wieder ein.

3. Lassen Sie also Ihren Atem abwechselnd über eine Seite ein- und ausfließen. Die Schultern bleiben dabei locker, der Rücken ist gerade aufgerichtet. Wechseln Sie bei Bedarf die Hand nach zwölf Atemzyklen. Beobachten Sie anschließend die Wirkung, ohne den Atem zu lenken.

a| **Empfohlene Wiederholungen:** 24 Atemzyklen

b| **Empfohlene Anwendungen:** dreimal täglich

Übung 15: Wechselatmung mit Atempause

Erhöht das Energiepotenzial

1. Aufrecht sitzend überprüfen Sie wieder die Durchlässigkeit der Nasengänge. Beobachten Sie zunächst Ihre Atmung.

2. Verschließen Sie nun das rechte Nasenloch und atmen Sie links auf sechs ein. Verschließen Sie auch das linke Nasenloch und halten Sie Ihren Atem auf sechs an.

3. Öffnen Sie jetzt das rechte Nasenloch und atmen Sie über rechts auf sechs aus. Nun atmen Sie über das geöffnete rechte Nasenloch wieder auf sechs ein. Verschließen Sie rechts, halten Sie den Atem an, während Sie wieder bis

sechs zählen, und atmen Sie über links aus.

4. Wechseln Sie bei Bedarf die Hand nach zwölf Atemzyklen. Beobachten Sie anschließend die Wirkung, ohne den Atem zu lenken.

a| **Empfohlene Wiederholungen:** 24 Atemzyklen

b| **Empfohlene Anwendungen:** dreimal täglich

Programm 6: Kraftatmungen

Die folgenden Übungen betonen in erster Linie die Ausatmung und bringen Ihnen neue Energie. Die reinigende Wirkung auf Körper und Geist ist augenblicklich spürbar. Sie können die einzelnen Atemübungen jederzeit zu Hause oder am Arbeitsplatz als kleine Erfrischung einsetzen. Vielleicht machen Ihre Mitmenschen sie sogar nach, da sie schnell die verlorene Power zurückbringen. Die Kraftatmungen helfen, ein kurzzeitiges Tief zu überwinden und sind weit wirkungsvoller als Kaffee.

Tipp: Wenn Sie Ihren Kaffeekonsum reduzieren möchten, ersetzen Sie einige Tassen am Tag durch echten Chai-Tee, einen schmackhaften indischen Gewürztee voller energiespendender Elemente wie Zimt, Koriander, Kardamom und Ingwer. Die Gewürze werden mindestens 15 Minuten mit etwas Wasser und Milch gekocht (Honig nach Bedarf). Mehr Power werden Sie durch kein anderes Getränk bekommen.

Übung 16: Faust-Atmung

Macht schnell munter und bringt neue Energie

1. Stellen Sie sich aufrecht hin, spannen Sie Gesäß und Bauch etwas an und atmen Sie aus. Langsam über alle drei Ebenen, nämlich Bauch, Flanken und Lungenspitzen, einatmend heben Sie die Arme vor Ihren Körper in Brusthöhe an. Die Handflächen zeigen während der folgenden Atempause zum Himmel.

2. Jetzt ballen Sie Ihre Hände rasch zu Fäusten, drehen die Arme etwas nach innen und ziehen die Fäuste pfeilschnell zu den Achseln heran (siehe Foto). Dabei atmen Sie kräftig schnaufend über die Nase aus.

3. Während der Atemleere führen Sie die Arme locker seitlich nach unten. Einatmend beginnen Sie wieder von vorn. Spüren Sie die aufkommende Kraft in Ihrem Körper.

Übung 17: Ha-Atmung

Gibt neue Kraft – bei Rückenbeschwerden vorsichtig ausführen!

1. Stellen Sie sich aufrecht hin und atmen Sie aus. Bei vollständiger Einatmung über die drei Atemebenen heben Sie die Arme über den Kopf, die Handflächen sind nach vorne gerichtet. Halten Sie eine Atempause.

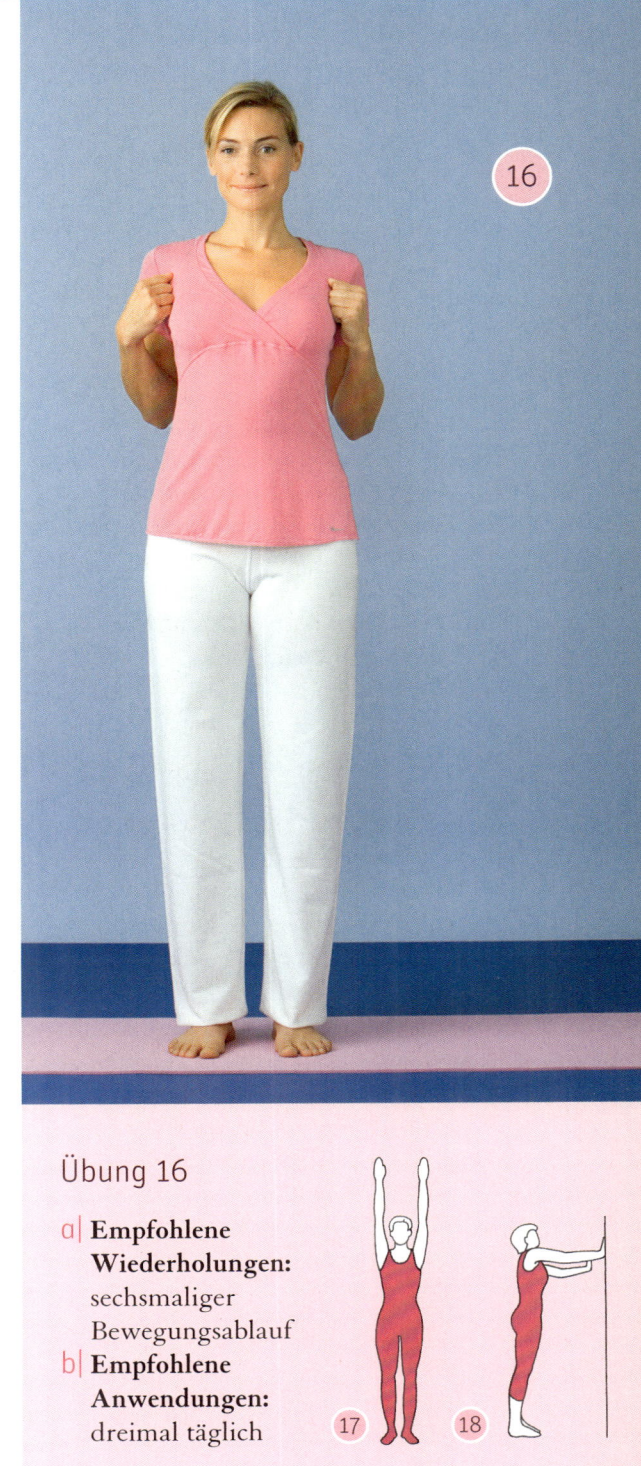

Übung 16

a| **Empfohlene Wiederholungen:** sechsmaliger Bewegungsablauf
b| **Empfohlene Anwendungen:** dreimal täglich

2. Lassen Sie dann Arme, Kopf und Oberkörper nach vorne fallen, während Sie kräftig über Nase und Mund mit einem Ha-Ton ausatmen. Der Ton kommt aus dem Bauch, nicht aus dem Kehlkopf.

3. Halten Sie einen Moment die Atemleere, bevor Sie den Oberkörper wieder nach oben aufrollen. Beginnen Sie dann von vorn und spüren Sie die reinigende Wirkung auf den Körper beim Ausatmen.

a| **Empfohlene Wiederholungen:**
dreimaliger Bewegungsablauf
b| **Empfohlene Anwendungen:**
dreimal täglich

Übung 18: Wand-Atmung

Vermittelt Mut und Kraft gegen Widerstände

1. Stellen Sie sich im Abstand einer Armlänge vor eine freie Wand. Legen Sie die Handflächen in Schulterhöhe an die Wand. Winkeln Sie einatmend die Arme leicht an und lehnen Sie sich mit steifem Körper gegen die Wand. Die Handflächen tragen Ihr Körpergewicht. Halten Sie die Atempause.

2. Plötzlich über die Nase ausatmend stoßen Sie sich von der Wand ab und kommen zurück in den aufrechten Stand; spüren Sie die kraftvolle Wirkung der Übung? Halten Sie die Atemleere, bevor Sie dann alles wiederholen.

a| **Empfohlene Wiederholungen:**
sechsmaliger Bewegungsablauf
b| **Empfohlene Anwendungen:**
dreimal täglich

Schnelle Helfer bei Stress, Ärger und Angst

Stress ist ein Problem, unter dem die meisten Menschen mehr oder weniger häufig, manche vorübergehend, manche auch permanent leiden. Sorgen und Nöte oder Streitfragen aller Art können ein unerschöpfliches Stresspotenzial darstellen. Oft ist heutzutage aber auch das immense Leistungspensum, das sich die Menschen privat oder beruflich auferlegen, der größte Stressfaktor. Job, Karriere, Familie und Freizeitaktivitäten sollen während eines eng strukturierten Tagesablaufs bewältigt werden. Zeitdruck, Ärger oder Ängste treiben den Stresspegel in die Höhe, bis es womöglich zum Burn-out-Effekt kommt.

Steigender Medikamentenverbrauch

Vermehrte Krankheiten und immer höherer Medikamentenkonsum, vor allem der wachsende Verbrauch an Kopfschmerztabletten in Deutschland sind deutliche Indikatoren für eine immer labiler werdende (Blut-)Hochdruckgesellschaft. Wer ständig unter dem schädlichen Disstress steht, der durch zu hohe Belastung ausgelöst wird, betreibt Raubbau an seinem Körper: Das Nervensystem läuft ununterbrochen, auch nachts, auf vollen Touren. Reserveabbauende chemische Substanzen und Hormone werden ausgeschüttet, die nur für eine kurzfristige Leistungssteigerung vorgesehen sind. Sie treiben den Blutdruck und den Atemrhythmus an, um den Organismus kurzzeitig effizienter zu machen, brauchen aber mittel- und langfristig die Ressourcen des Körpers auf und lassen Organe wie Herz, Lungen und Gehirn schneller altern. Wer langfristig seine Gesundheit nicht gefährden möchte, sollte darauf achten, die eigene Leistungsfähigkeit nicht zu überschreiten und die notwendigen emotionalen und physischen Regenerationsphasen auch einzuhalten.

Dem Stress Paroli bieten

Suchen auch Sie einen Ausweg aus der Stress-Spirale? Dann probieren Sie es mit den folgenden Atemübungen vor allem dann, wenn Sie unter Druck stehen. Schon innerhalb weniger Minuten bringen Ihnen die Atemübungen mit Visualisierungen Ruhe und Gelassenheit. Sie können Ihrem Stoffwechsel durch die Zufuhr von frischem Sauerstoff und durch den Abtransport von ermüdendem Kohlendioxid gezielt auf die Sprünge helfen. Einige der Übungen können sinnvollerweise in Momenten akuter Anspannung durchgeführt werden, etwa Programm 8 (siehe Seite 53), andere wiederum sind eher für die regelmäßige Praxis zu Hause geeignet, z. B. Programm 9 (siehe Seite 54) und Programm 10 (siehe Seite 77).

Programm 7: Gelassenheit

Wenn Sie die Atemübungen mit Affirmationen verbinden, grenzen Sie sich noch besser vor möglicher Hektik oder eventuellem Ärger ab. So lassen Sie das Phänomen Stress erst gar nicht an sich herankommen. In dem Moment, in dem das Gefühl von Stress entstehen will – vermutlich kennen Sie Ihre Reaktionsmechanismen gut – sollten Sie versuchen, sich kurz auf sich selbst und Ihren Atem zu konzentrieren. Sprechen Sie die Affirmationen laut oder leise, das verstärkt die Wirkung der Übung und festigt Ihre mentale Konstitution.

Tipp: Wenn Sie beispielsweise in einem aufregenden Meeting sitzen oder ein schwieriges Gespräch führen, ist es hilfreich, eine Hand unauffällig auf den Bauch zu legen und den Atem zur Handfläche fließen zu lassen. Sie werden die beruhigende Wirkung schnell spüren und dann gelassener kommunizieren.

Übung 19: Ich bin

Zentriert auf das Wesentliche

1. Egal ob Sie sitzen, stehen oder laufen – beobachten Sie für einen Moment Ihren Atemfluss.

2. Sagen Sie dann laut oder lautlos zu sich selbst während der Einatmung

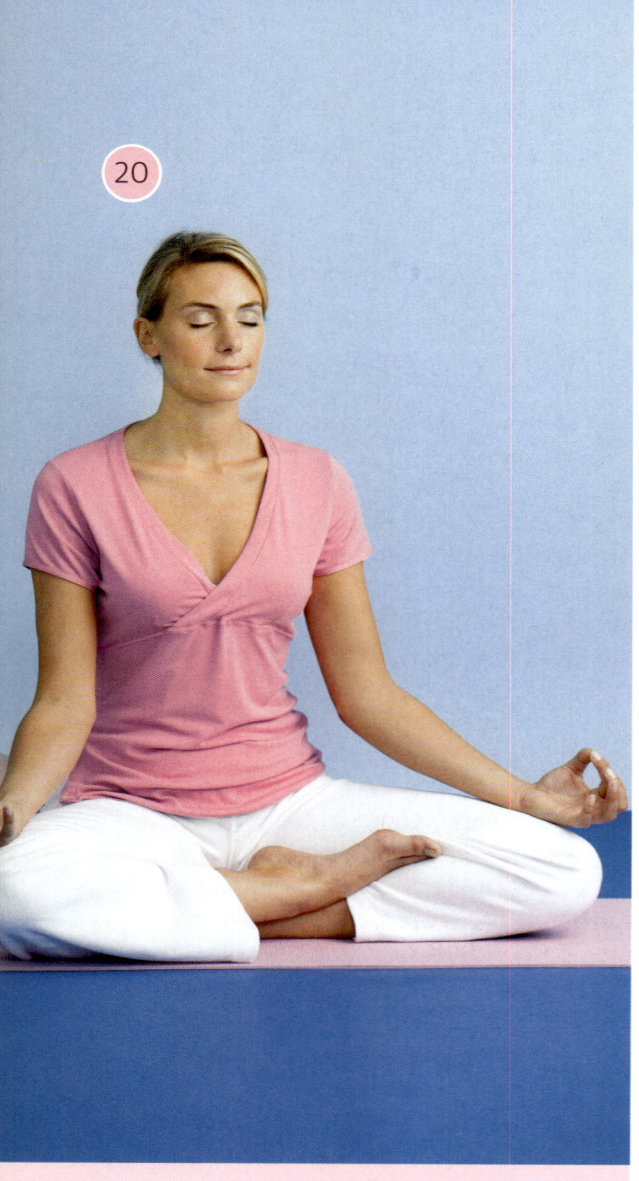

20

Übung 20

a| **Empfohlene Wiederholungen:**
drei oder sechs Atemzyklen
b| **Empfohlene Anwendungen:**
so oft es akut nötig ist, vorbeugend
dreimal täglich

»Ich« und während der Ausatmung
»bin«.
a| **Empfohlene Wiederholungen:**
drei oder sechs Atemzyklen
b| **Empfohlene Anwendungen:**
so oft es akut nötig ist, vorbeugend
dreimal täglich

Übung 20: Die Erde trägt mich

Vermittelt Halt und Kraft

1. Beobachten Sie Ihren Atemfluss und
spüren Sie Ihre Füße. Stellen Sie sich
vor, Sie atmen über die Fußsohlen ein.
Der Atem fließt den Körper hinauf
bis zur Lunge. Über den Scheitel des
Kopfes atmen Sie wieder aus.

2. Sagen Sie laut oder lautlos »Die Erde
trägt mich«.

Übung 21: Das Universum beschützt mich

Gibt Zuversicht und Gelassenheit

1. Beobachten Sie Ihren Atemfluss. Spüren Sie Ihre Körperhülle, die Haut,
die Ihren Körper beschützt. Stellen
Sie sich vor, wie sie sich beim Einatmen ausdehnt und beim Ausatmen
flexibel, aber undurchdringlich
zusammenzieht.

2. Sagen Sie laut oder lautlos »Das Universum beschützt mich«.
a| **Empfohlene Wiederholungen:**
drei bis sechs Atemzyklen

b| **Empfohlene Anwendungen:**
   so oft es akut nötig ist, vorbeugend
   dreimal täglich

Programm 8: Abgrenzung

Bei diesem Atemprogramm arbeiten Sie
mit Visualisierungen, um sich besser von
Problemfeldern oder Menschen, die
Ihnen Stress und Sorgen bereiten, zu
distanzieren. Sie dürfen die aufgezeig-
ten inneren Bilder ganz nach Ihrer Fan-
tasie und Vorstellungskraft ausbauen.
Wenn Sie beispielsweise dickere Mauern
benötigen, dann konstruieren Sie sich
welche. Sie können die Übungen sehr
gut alleine zu Hause durchführen. Sie
eignen sich besonders morgens, um den
Tag zu beginnen. Gehen Sie möglichst
bedachtsam mit den Visualisierungen
um. Die Imaginationen werden Ihnen
helfen, standhaft zu bleiben, jedoch
sollen sie Sie nicht von der Außenwelt
abkapseln. Sobald Sie sich einmal innere
Bilder erschaffen haben, können Sie
diese leicht mit einigen Atemzügen auch
in Alltagssituationen wieder herbeizau-
bern.

Tipp: Führen Sie die folgenden Körperübungen aus, wenn Sie schwierige Zeiten
durchmachen oder wenn Sie ganz generell Ihr Selbstbewusstsein stärken wollen.
Stellen Sie sich morgens aufrecht hin, am
besten bei geöffnetem Fenster, strecken
Sie die Arme nach vorn aus, die Handflächen zeigen dabei vom Körper weg. Mit
dieser Geste der Abwehr breiten Sie jetzt
die Arme aus und grenzen sich so nach
links und rechts jeweils mit einer Hand
ab. Abschließend führen Sie die Arme so
weit wie möglich hinter Ihren Rücken und
stellen sich auch dort einen unsichtbaren
Schutzschild vor.

Übung 22: Ballabgabe

**Befreit von Problemen, die Stress
verursachen**

1. Beobachten Sie Ihren ruhigen, gleich-
   mäßigen Atemfluss und atmen Sie
   dann sechsmal tief ein und aus. Stellen
   Sie sich nun Ihr aktuelles Problem,
   das Ihnen Sorgen oder Stress bereitet,
   als einen Ball vor, den Sie gerade von
   einem Mitmenschen aufgefangen
   haben.

2. Atmen Sie tief ein und werfen Sie den
   Ball mit der nächsten Ausatmung an
   den Menschen zurück, von dem Sie
   ihn bekommen haben. Atmen Sie
   danach wieder befreit ein und aus,
   und sagen Sie laut oder lautlos während der nächsten Ausatmung »Das
   ist nicht mein Problem«.

3. Stellen Sie sich liebevoll vor, wie der
   betreffende Mitmensch die Kraft
   erhält, sein Problem selbst zu lösen,
   ohne Sie mit hineinzuziehen.

a| **Empfohlene Wiederholungen:**
   ein bewusster Atemzyklus mit Visualisierung

b| **Empfohlene Anwendungen:**
   bei einem aktuellen Problem oder zur
   Vorbeugung

Übung 23

a| **Empfohlene Wiederholungen:**
ein bewusster Atemzyklus mit Visualisierung

b| **Empfohlene Anwendungen:**
bei einem aktuellen Problem oder zur Vorbeugung

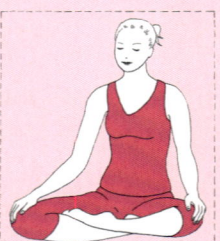

Übung 24

a| **Empfohlene Wiederholungen:**
einige Atemzyklen zur Visualisierung

b| **Empfohlene Anwendungen:**
zweimal täglich, morgens und abends

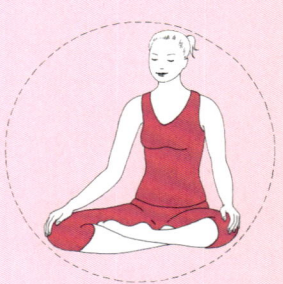

Übung 23: Mauer

Schützt vor Angriffen und negativen Energien

1. Beobachten Sie Ihren Atemfluss und atmen Sie sechsmal tief ein und aus. Mit der nächsten tiefen Einatmung stellen Sie sich vor, Sie sind von einer Mauer umgeben. Über Höhe und Festigkeit der Mauer entscheiden Sie.

2. Sagen Sie dann ausatmend laut oder lautlos »Diese Mauer schützt mich«.

Übung 24: Blaue Kugel

Vermittelt Selbstbewusstsein

1. Spüren Sie Ihre Atmung. Stellen Sie sich die ausgeatmete Luft als hellblaues Licht vor. Atmen Sie gleichmäßig ein und aus.

2. Mit jeder Ausatmung umhüllen Sie Ihren Körper mehr und mehr mit hellblauem Licht. Das hellblaue Licht wird allmählich zu einer transparenten Kugel. Diese blaue Kugel stellt Ihr schützendes Selbstbewusstsein dar.

3. Sagen Sie mit der nächsten Ausatmung »Ich bin selbstbewusst und stark«.

Programm 9: Ruhe

Den Atemfluss mit sanften Bewegungen zu verbinden ist sehr hilfreich, um äußere und innere Ruhe zu finden. Passen Sie die Bewegungen des Körpers der Länge Ihrer Atemzyklen an. Lernen Sie die Magie der Mudras (Finger-Yoga) kennen und profitieren Sie von der konzentrationsfördernden, zentrierenden Wirkung bestimmter Handhaltungen. Am besten führen Sie alle Übungen dieses Programms regelmäßig durch, um Ihre mentale Gesundheit und damit auch die allgemeine Vitalität Ihres Körpers zu verbessern.

Tipp: Wenn es Ihnen möglich ist, vollziehen Sie alle drei Übungen jeweils bei Sonnenaufgang und Sonnenuntergang, das heißt während des Morgen- und des Abendrots. Zur Zeit der aufgehenden Sonne, unmittelbar nach der Nachtruhe von Mensch, Tier und Pflanzen, ist die feinstoffliche Energie der Erde geklärt und voller Kraft, die Luft ist rein, frisch und reich an Sauerstoff. Am Abend lässt die Geschäftigkeit der Welt nach, die Lebewesen kommen langsam zur Ruhe und gleiten in die Regenerationsphase.

Übung 25: Blume

Vermittelt Ruhe durch freien Atem

1. Setzen Sie sich im Meditationssitz auf ein Sitzkissen. Richten Sie den Rücken auf, ohne den Oberkörper nach vorn zu neigen. Ihre Mitte ruht im Beckenbereich, Ihre Beine sind in Ihrer Vorstellung mit der Erde verbunden. Ihr Scheitel zieht zum Himmel.

2. Atmen Sie einige Male in einer Welle ein und aus. Legen Sie die Handflächen in Brusthöhe aneinander. Atmen Sie aus und führen Sie einatmend die aneinandergelegten Hände über den Kopf. Halten Sie eine Atempause.

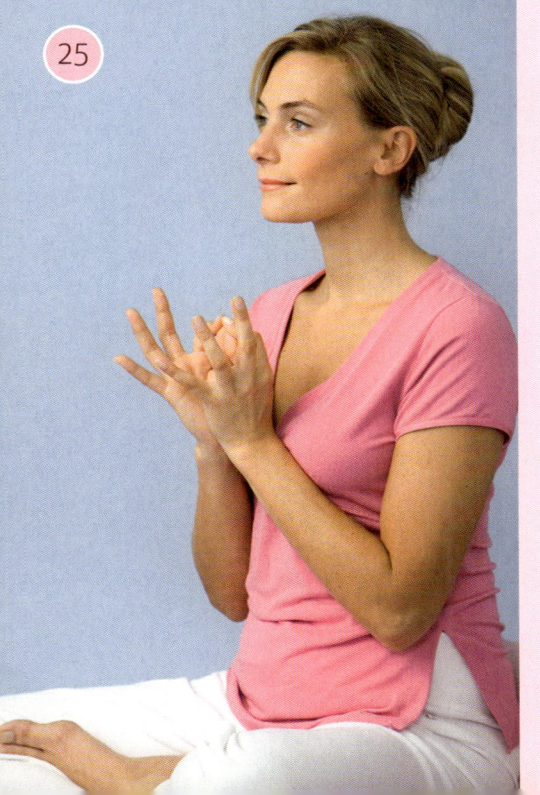

25

Übung 25

Die Armbewegungen bei der Übung »Blume« vollziehen Sie langsam und Ihrem Atemfluss entsprechend.

a| **Empfohlene Wiederholungen:**
24 Atemzyklen oder mehr
b| **Empfohlene Anwendungen:**
morgens bei Sonnenaufgang

3. Am Ende der Atempause spreizen Sie die Finger auseinander, erst dann lösen Sie die Handballen voneinander und führen – lange ausatmend – die Arme seitlich nach unten. Während Sie die Hände zur Brust zurückführen, halten Sie die Atemleere.

4. Stellen Sie sich vor, Sie sind eine Blume, deren Kelch sich zunächst zur Sonne hin öffnet und dann dankend wieder schließt.

Übung 26: Mudra

Vermittelt Ruhe durch Konzentration

1. Setzen Sie sich aufrecht in Ihrem individuellen Meditationssitz auf ein Kissen. Die Hände ruhen auf den Oberschenkeln, jeweils die Kuppen der Daumen und Zeigefinger liegen aneinander.

2. Atmen Sie aus und heben Sie einatmend die Hände in Herzhöhe, indem Sie die Hand- und Daumenballen jeder Hand zueinanderbringen. Halten Sie die Atempause. Ausatmend strecken Sie die Zeigefinger und legen alle Fingerkuppen nacheinander aneinander. Halten Sie die Atemleere.

3. Einatmend führen Sie die Hände zum Beckenraum. Verweilen Sie in der Atempause mit verbundenen Zeigefinger- und Daumenkuppen, die ein Dreieck bilden.

4. Ausatmend führen Sie die Hände auseinander, legen die Daumen- und Zei-

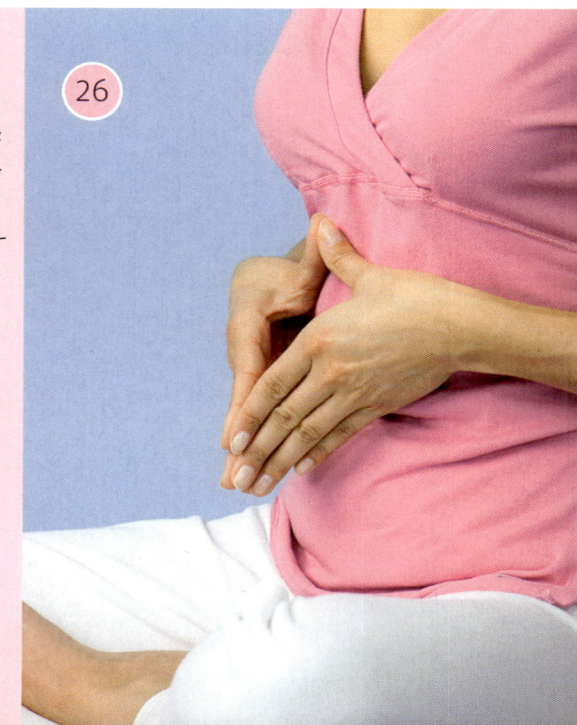

Übung 26:

Kommen Sie zur Ruhe, indem Sie Ihre Finger zum Mudra formen. Diese kleine Mudra-Abfolge hilft Ihnen, sich zu zentrieren und entspannt die Seele baumeln zu lassen.

a| **Empfohlene Wiederholungen:**
   24 Atemzyklen oder mehr
b| **Empfohlene Anwendungen:**
   morgens bei aufgehender Sonne und/oder bei Sonnenuntergang

26

gefinger wie in Step 1 aneinander. Verweilen Sie in der Atemleere. Dann beginnen Sie, in sich gekehrt und konzentriert, wieder von vorn.

Übung 27: Baum

Vermittelt Ruhe durch innere Stabilität

1. Im aufrechten Stand geben Sie die Füße etwa hüftbreit auseinander. Verbinden Sie sich in Ihrer Vorstellung mit der Erde. Legen Sie einatmend die Handflächen in Brusthöhe aneinander.

2. Neigen Sie ausatmend den Oberkörper, den Kopf und die Arme nach unten. Machen Sie mit beiden Händen eine pflückende Geste zur Aufnahme der Erdenergie (siehe Foto) und rollen Sie einatmend Ihren Rumpf wieder nach oben auf.

3. Ausatmend führen Sie mit den Händen die gesammelte Erdenergie zu Ihrem Herzen. Einatmend heben Sie die Arme in den Himmel. Machen Sie mit beiden Händen eine pflückende Geste zur Aufnahme der kosmischen Energie. Ausatmend führen Sie mit den Händen die gesammelte Energie zu Ihrem Herzen.

4. Atmen Sie ein und beginnen Sie erneut. Stellen Sie sich vor, Sie sind ein Baum, der mit der Erde und der Welt fest verwurzelt ist und in sich ruht.

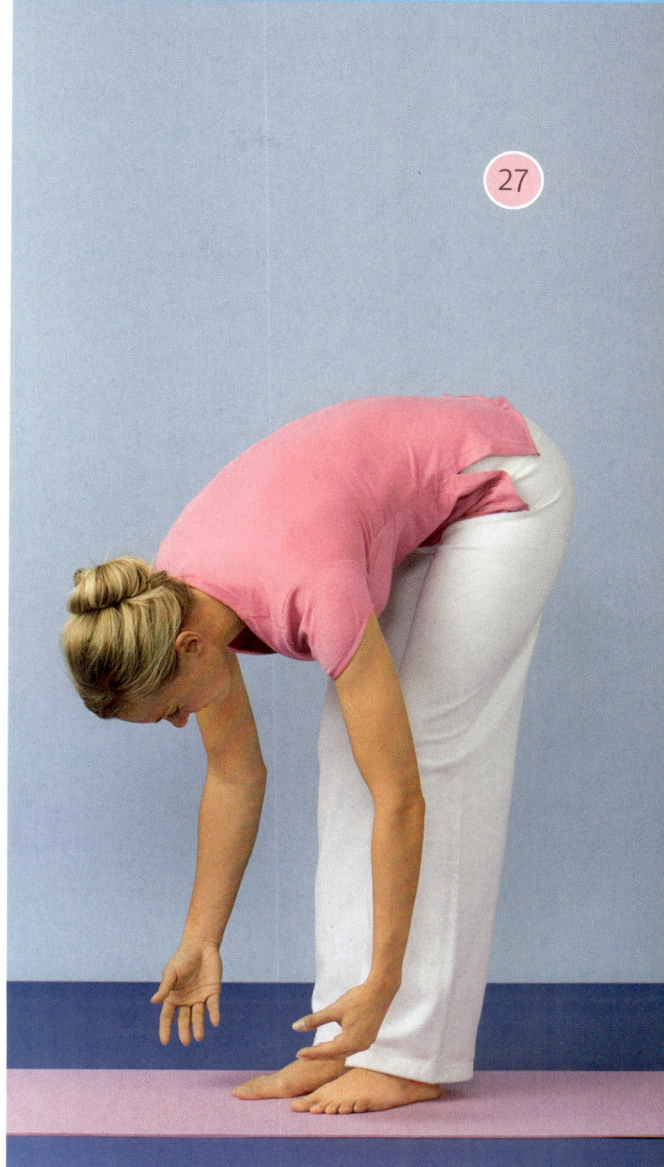

27

Übung 27

a| **Empfohlene Wiederholungen:**
24 Atemzyklen oder mehr
b| **Empfohlene Anwendungen:**
morgens bei aufgehender Sonne und/oder bei Sonnenuntergang

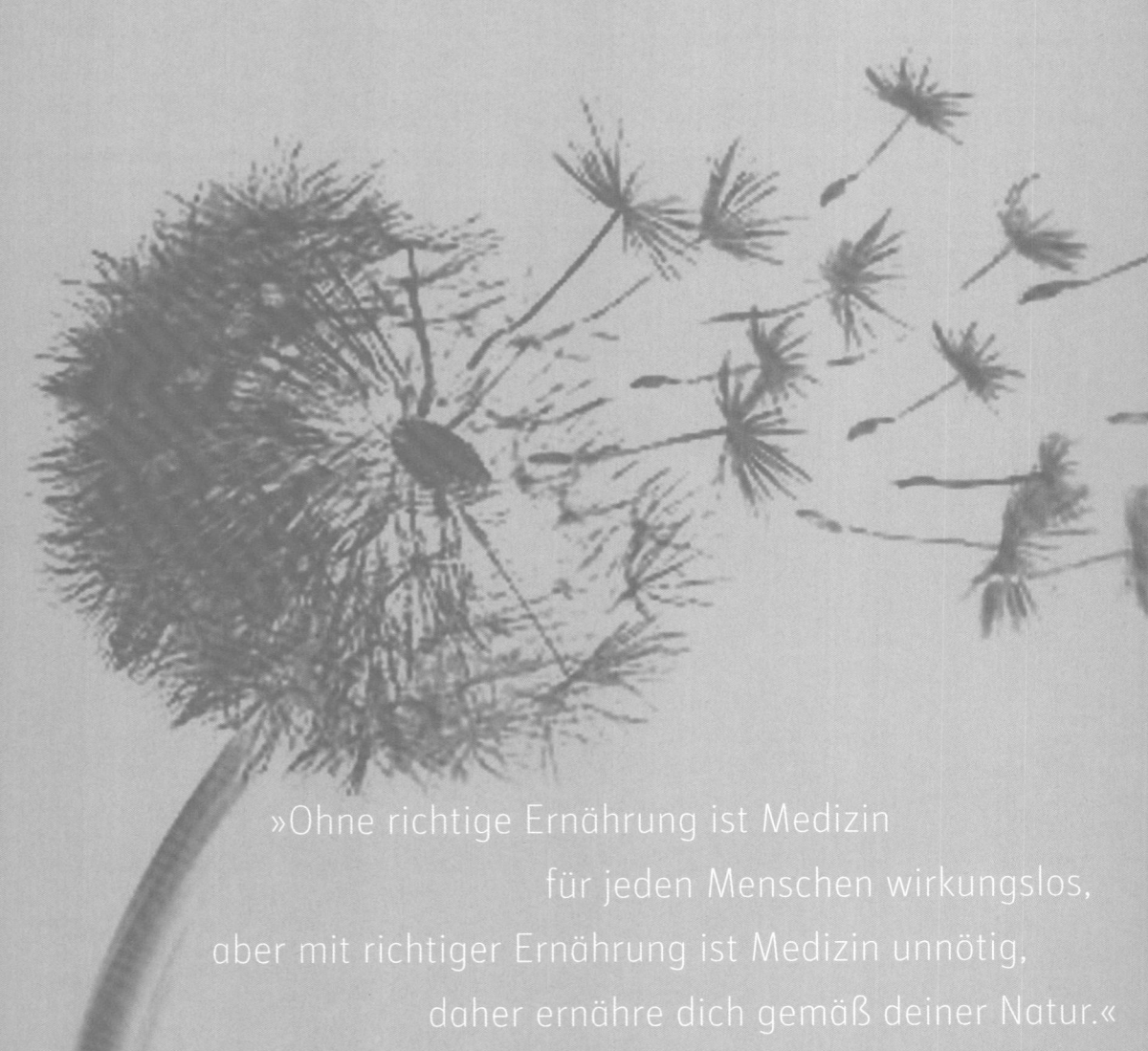

»Ohne richtige Ernährung ist Medizin
für jeden Menschen wirkungslos,
aber mit richtiger Ernährung ist Medizin unnötig,
daher ernähre dich gemäß deiner Natur.«

Ayurvedischer Lehrsatz

Die richtige Nahrung genießen

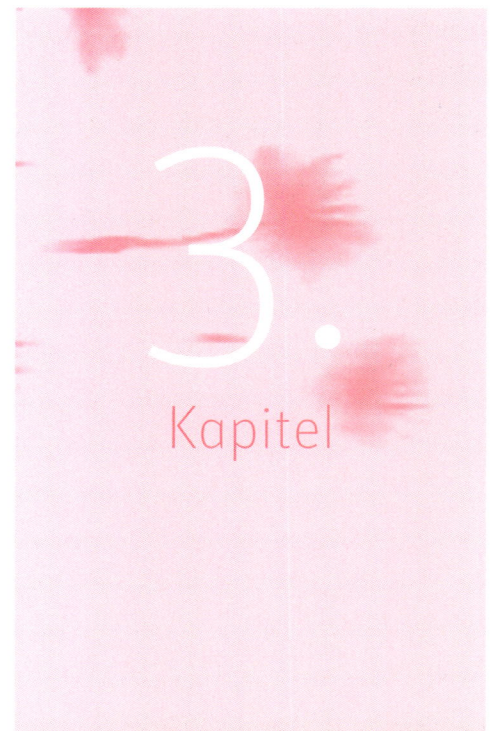

3.

Kapitel

Ernähren Sie sich im Einklang mit Ihren Energien

Rund die Hälfte der Bundesbürger ist heutzutage übergewichtig. Und laut Statistik kämpfen immer mehr Menschen gegen zu viele Pfunde. Inzwischen haben auch Kinder und Jugendliche, also die neue Fast-Food-Generation, mit dem leidigen Thema Übergewicht zu tun. Die Ursachen für zu viel Speck auf den Rippen sind vielfältig und meist in falscher Nahrungsmittelkombination und zu wenig Bewegung zu finden. Dies führt zwangsläufig zu einem verlangsamten Stoffwechsel.

Besser pflanzliche Energieträger nutzen

Wenn Sie mehr Kalorien zu sich nehmen, als Sie verbrauchen, und Ihr Organismus obendrein noch einen geringen Grundumsatz hat, steigt das Körpergewicht. In den Industrienationen führen die Menschen sich die Kalorien hauptsächlich in Form von Fett, Zucker und Kohlenhydraten zu. Das sind nicht gerade die gesündesten Brennmaterialien für

den Organismus, sondern allenfalls Lagerstoffe für Mangelzeiten. Energieträger aus pflanzlichen Bausteinen hingegen mit reichlich Ballaststoffen, Mineralien und Vitaminen sind für den Körper wesentlich besser und schneller verwertbar.

Achten Sie darauf, dass Sie täglich viel gesundes Obst, Salat, Gemüse und vollwertiges Getreide zu sich nehmen.

Zu üppiges Essen belastet den ganzen Organismus

Übergewicht beeinträchtigt in erster Linie Herz und Kreislauf. Es lässt die Blutgefäße frühzeitig altern (Arteriosklerose), erhöht den Blutdruck und die Cholesterinwerte. Wer zu viel und zu ungesund isst, schadet seinem Körper, der ohnehin mit vielen Toxinen durch die Umwelt, eventuell auch mit Nikotin, Alkohol und Medikamenten belastet ist. Bei sehr üppiger, fetter Ernährung wird der Organismus durch das Aufspalten und Wegräumen der unspezifischen Nahrung blockiert und in der Folge gezwungen, zentrale Aufgaben wie beispielsweise die Immunabwehr zu vernachlässigen. Erkrankungen der Verdauungsorgane, etwa Verstopfung, Stoffwechselstörungen wie Diabetes, rheumatische Beschwerden oder Knochen- und Gelenkserkrankungen (z. B. Arthrose) sind die unangenehmen Folgen von Übergewicht. Aber auch Allergien oder Erkrankungen des Nervensystems werden medizinisch in Zusammenhang mit schlechter Ernährung gebracht. Diese Beschwerdebilder können jedoch auch schlanke Menschen plagen, die sich nicht ausgewogen ernähren, an Untergewicht oder Magersucht leiden.

Das optimale Gewicht finden

Kommt noch ein ungesunder Lebenswandel mit sitzender Tätigkeit und Bewegungsmangel hinzu, verschlimmert dies das Problem der Überernährung. Davon betroffen sind zahlreiche Menschen in den Industrienationen. Nie zuvor standen uns so große Mengen an Nahrung zur Verfügung. Dieses Überangebot kann uns aus zwei Gründen verzweifeln lassen: Erstens gibt es trotz reichhaltiger Verfügbarkeit von Nahrung noch immer mehr hungernde Menschen auf der Welt als satte. Und zweitens macht das riesige Lebensmittelangebot die, denen es zur Verfügung steht, offensichtlich mehr und mehr krank. Befassen wir uns daher mit der individuellen Gewichtsoptimierung.

Warum Diäten einfach nicht funktionieren

Zeitlich begrenzte Diäten funktionieren nicht! Wahrscheinlich wissen Sie das längst. Da in vielen Medien immer wieder das Gegenteil behauptet wird, möchte ich erklären, warum kurzfristige Diäten keinen Erfolg bringen. Seit Jahrtausenden ist der menschliche (und tierische) Körper darauf programmiert, zu Zeiten der erfolgreichen Jagd über kurze Perioden Nahrung zu erhalten und sich Polster für magere Zeiten anzulegen. In Phasen des Nährstoffmangels ist der Körper dann überlebensfähig, weil er von den Reserven zehren kann. Sobald der Organismus aber wieder ausreichend oder gar im Überfluss Nahrung erhält, werden die Speicher rasch aufgefüllt, um für die nächste Mangelperiode gerüstet zu sein. Heute stellt der Einkauf im Supermarkt die erfolgreiche Jagd dar, eine mehrtägige oder mehrwöchige Diät ersetzt die Mangelperiode von einst.

Hungern hilft nicht

Eine Gewichtsreduktion kann durch Nahrungseinschränkung allein nicht funktionieren, weil die Gene des Menschen kein Programm zur Gewichtsreduktion enthalten. Es gibt nur ein Programm der optimalen Futterverwertung als langfristige Überlebensstrategie.

Das Ernährungsproblem der Industrienationen

Solange die Gene des menschlichen Körpers im Laufe der natürlichen Evolution kein Programmupdate in Sachen Ernährung erhalten, werden die Augen nach wie vor den Nahrungsüberfluss schlichtweg als Paradies auf Erden ansehen. Die eine Hand wird immer wieder nach allem Essbaren und die andere Hand in den gefüllten Geldbeutel greifen, was natürlich viel einfacher ist, als sein Essen selbst zu jagen. Der Mund wird gierig alle nur erdenklichen Lebensmittel den Verdauungsorganen zuführen, die der Organismus in seine Speicher lagert.

Weg der Mitte

Die weise Erkenntnis Buddhas, der für das Leben auf Erden den »Weg der Mitte« proklamiert, trifft auf viele Bereiche zu, beispielsweise auf das Thema Gewicht: Maßvolles Agieren bringt Glück und Zufriedenheit – auch in Sachen Ernährung und Gewichtsreduktion.

Aus Sicht der Gene gibt es kein Übermaß, denn horten heißt überleben. Dieser Urinstinkt des Menschen steht allerdings im Widerspruch zu dem weit verbreiteten Ideal des dürren, aber dennoch möglichst muskulären Mannes oder der sehr schlanken, vollbusigen Frau, das die Medien und die Modewelt der Bevölkerung des Abendlandes auferlegen. Für die Ureinwohner auf der Südseeinsel Bora-Bora beispielsweise, die Maohi, ist der übergewichtige, bewegungsarme, ruhende Mensch das Schönheitsideal, er gilt als weise und innerlich reich.

Eine Frage des Lebensstils

Nicht nur der Überfluss an Nahrungsmitteln stellt ein Problem der heutigen Ernährung dar, sondern auch die mitunter mindere Qualität des Essens, die permanente Erreichbarkeit von Nahrung und der große Zeitmangel des karriereorientierten Menschen. Der Jagdinstinkt wird in Form von geschäftlichen Erfolgen ausgelebt, und die umfassende Berufstätigkeit der meisten Menschen – gleich welchen Geschlechts – lässt keine Zeit mehr für eine sorgfältige Nahrungszubereitung. Aufwendiges Kochen ist heute nur noch mancherorts gefragt, da es an jeder Ecke einen Hamburger zu kaufen gibt. Tolle Zeiten für die Körperzellen, die auf Nahrungseinlagerung spezialisiert sind!

»Der Mensch ist, was er isst«.
George Bernhard Shaw

In Massen und industriell hergestellte Nahrung ist ungesund, da die feinstoffliche Energie der liebevollen Zubereitung fehlt. Haben Sie wirklich Lust, Dinge zu essen, die in Fabriken auf elektronisch gesteuerten Produktionsstraßen und in überdimensional großen Kochtöpfen tonnenweise zusammengemischt werden? Liebe und Zeit sind die besten Gewürze – Weißmehl, Zucker, Salz, Glutamat, künstliche Aromen, chemische Süßstoffe und Genfood hingegen können Allergien auslösen und gelten als langfristige Gesundheitskiller. Slow-Food-Bewegungen und die neuen trendigen Koch-Shows im Fernsehen geben sich zwar alle Mühe, die Freude und den Genuss am Kochen wieder zu erwecken, aber reicht das aus, um einen individuell optimalen Ernährungsweg zu finden?

Wer seinen Körper kennt, isst besser

Wenn Sie überflüssige Pfunde loswerden möchten, sollten Sie bereit sein für eine neue, lustvolle und bewusste Auseinandersetzung mit Nahrungsmitteln und deren Zubereitung. Gewichtsreduktion beginnt bei der genauen Kenntnis über die Zusammensetzung der Nahrung. Das ist ein kleiner Teil eines natürlichen, jedoch allmählich vergessenen Lebensstils. Dazu gehört auch das Essen in ruhiger Atmosphäre, ohne Ablenkung von Medien wie Zeitung oder TV, und gründliches Kauen der Nahrung. Die Konzentration auf die Nahrungsaufnahme ist für jeden ratsam, denn immerhin dient sie der Lebenserhaltung. Ein aufmerksamer Esser spürt, was ihm guttut, was nicht verträglich ist und wann es zu

viel wird. Und vor allem: Bewusstes Essen und Kauen machen nicht dick!

Ein hektischer Alltag ohne Ruhepausen

Kennen auch Sie einen solchen oder ähnlichen Tagesablauf? Unausgeschlafen zur Arbeit hetzen, zehn Stunden sitzend durcharbeiten, keine frische Luft atmen, nach einem stressigen Tag am Abend endlich auf dem Sofa ausruhen – selbstverständlich mit TV-Berieselung, um nur ja keinen eigenen Gedanken aufkommen zu lassen. Nach spätem Essen schließlich müde ins Bett fallen und sich bei unruhigem Schlaf mit dem Nicht-Gedachten des Tages um die Tiefenentspannung bringen. Der Körper wird kaum wahrgenommen, alles findet im Kopf statt. Aber irgendwann, wenn Schmerzen oder Krankheiten auftauchen, rückt der Körper plötzlich in den Mittelpunkt, wird es Ihnen bewusst, dass Sie ihn vernachlässigt haben.

Stille genießen

Körper und Geist brauchen Rituale der Stille für eine sensible Wahrnehmung aller uns umgebenden Lebensenergien. Nutzen Sie Meditation und Atemübungen als einfachen, aber effektiven Weg, um Körper und Seele besser zu spüren, was ganz automatisch eine gesündere Ernährung zur Folge hat.

Solange sie die Anforderungen des Alltags einigermaßen bewältigen und der
Körper noch zu funktionieren scheint,
sehen die meisten Menschen keinen
Grund dafür, sich gesund zu ernähren.
Ein Umlenken der Aufmerksamkeit
weg vom verstandesbetonten Handeln
hin zur bewussten Körperwahrnehmung
tut jedoch Not, um gar nicht erst krank
zu werden und um eine ganzheitliche
Gesundung zu erreichen.

Ernährung – ganz individuell

Die Anstrengungen des Alltags sind
heute meist geistiger Natur, aber trotz-
dem ist der Körper müde, weil er nicht
den richtigen Brennstoff bekommt.
Wer viel vor dem Computer sitzt,
braucht andere Nährstoffe als ein Bau-
arbeiter, der täglich extrem viele Kalorien verbrennt.

Essen nach Bedarf

Wer körperlich anstrengende Tätigkeiten verrichtet, benötigt kohlenhydrat-
und fettreiches Essen. Wer hingegen viel
denken muss, sollte eher ballaststoffrei-
che, vitamin- und mineralhaltige Nahrung zu sich nehmen.
Machen Sie sich gleich einmal bewusst,
welche Ihre Leistungsschwerpunkte
sind. Und nehmen Sie sich Zeit, um darüber nachzudenken, wie Sie persönlich
sich gesund ernähren können. Sicher
helfen Ihnen auch die folgenden Ratschläge aus der alten indischen Lehre des
Ayurveda.

Ernährungsempfehlungen des Ayurveda

Die Altvorderen Indiens, aber auch die
des alten Europas, zum Beispiel Hilde-
gard von Bingen, wussten sehr viel
über die Heilkraft der Nahrung und
beschrieben detailliert, was unter welchen Umständen krank beziehungsweise
gesund macht. Und das zu Zeiten, als
die Nahrung noch nicht im Überfluss
vorhanden war.
Die altindische Lebenskultur teilte die
Menschen in drei Typen ein, die sich
sowohl in ihrer körperlichen Beschaffen-
heit als auch in ihrem Wesen voneinander unterschieden.

Typengerechte Zusammen-
stellung der Nahrung

Entsprechend der angeborenen Grund-
konstitution (Dosha) sind bestimmte
Nahrungsmittel zur Gesunderhaltung
des Körpers geeignet. Die Grundkonsti-
tution kann sich über die Lebensjahre
hinweg stärker ausprägen, sodass ein
Dosha ins Übermaß abdriftet. Passiert
dies, kommt es zu Erkrankungen.

Ideal wäre die Zusammensetzung
eines Körpers aus allen drei Doshas
zu gleichen Teilen.

So wie man einem Dieselmotor kein
Normalbenzin verabreicht, nimmt auch
ein zu Übergewicht neigender Kapha-

Typ (siehe Seite 66) besser keine kalorienreichen, süßen, fettigen Speisen zu sich, und ein sportlich-energischer Pitta-Typ mit Hang zu Magen-Darm-Entzündungen sollte nicht zu scharf essen. Die einzelnen Nahrungsmittel werden also, je nach Typ, auf ganz spezielle Weise miteinander kombiniert, damit der Körper ein Leben lang gesund bleibt.

Der Vata-Typ –
dünn und träumerisch

Vatas sind schlank, knochig und gelenkig, ihre Bewegungen sind eher schlaksig und unkoordiniert. Sie können essen, was sie wollen, nehmen jedoch nicht zu. Unter Belastung oder Stress verlieren sie sogar rasch an Gewicht. Ihre Verdauung ist unregelmäßig, sie neigen zur Verstopfung. Vatas haben eine schnelle Auffassungsgabe, aber kein Elefantengedächtnis. Sie bauen gerne Luftschlösser, sind begeisterungsfähig, allerdings mangelt es ihnen oft an Motivation und Durchhaltevermögen. Wer diesem Dosha angehört, ist immer auf der Suche nach etwas.

Der Vata-Typus besteigt sinnierend einen Berg, weil er neugierig auf die Aussicht von dort oben ist.

Die Vata-Krankheitsbilder sind meist im überreizten Nervensystem begründet. Vatas neigen zu Kopfschmerzen, die weiblichen Vatas zu Menstruationskrämpfen. Sie alle mögen weder Wind noch Kälte. Die Grundelemente des Vata-Typs sind Luft und Äther, weshalb seine Stoffwechselverbrennung gut und sein Hunger groß sind. Sein Essen sollte kalorienreich, kohlenhydrathaltig, süß, fettig und eher heiß als warm sein.

Typengerechte Ernährung

Die ayurvedische Lehre empfiehlt keine kurzfristige Diät, sondern sie stellt vielmehr eine typengerechte Ernährungsweise vor, die den Körper vor Krankheiten schützt. Im Einzelfall bedeutet dies, das optimale Körpergewicht zu finden, es also entweder zu erhöhen, zu halten oder zu reduzieren.

Der Pitta-Typ –
sportlich und energisch

Der Pitta-Typus ist muskulös und scheut keine sportliche Herausforderung. Pittas rennen gerne auf einen Berg, weil sie die körperliche Anstrengung dabei lieben. Sie sind meist in Aktion. Sie leben intensiv, verfügen über ein großes Durchsetzungsvermögen und sind voller Energie – jedoch nur in Schüben, denen Perioden der Schwäche folgen. Eine Gewichtszunahme geschieht meist in Form von Muskelaufbau. Hunger, Durst und Verdauung sind ausgeprägt.

Der Pitta ist generell empfindlich in Bezug auf Heißes und mag die Hitze grundsätzlich nicht. Auch sein Gemüt erhitzt sich schnell. Zu heiße oder zu scharfe Speisen schädigen seinen Magen-Darm-Trakt auf Dauer. Erkrankungen beschleichen den Pitta-Typus in Form von Magen- und Darmentzündungen oder Allergien und Hautkrankheiten. Nicht scharfe, sondern bittere und herbe Gewürze sind vorteilhaft für ihn, seine Nahrung sollte einen geringen Säure-, Öl- oder Fettanteil vorweisen. Die vorherrschenden Elemente beim Pitta sind das Feuer und das Wasser, die man bekanntlich nicht leicht miteinander verbinden kann.

Der Kapha-Typ – stabil und zufrieden

Der Kapha-Mensch hat einen schweren Körperbau, ist sehr leistungsfähig und konzentriert. Ihm steht gleichmäßig Energie zur Verfügung, was seine Bewegungen bedächtig und anmutig macht. Aufregung kennen Kaphas nicht. Neues wird langsam, aber gründlich aufgenommen und gespeichert – dies gilt für Informationen wie auch für die Nahrung. Der Kapha-Typus hat mäßigen Hunger. Er isst meist unregelmäßig, nimmt jedoch zu große Mengen zu sich und hat eine langsame Verdauung. Seine innere Stabilität verleiht ihm große Zufriedenheit. Allerdings neigt er zu Übergewicht, wenn sein Körper allzu träge wird.

Ein besserer Stoffwechsel dank Atemübungen in Kombination mit leichter, aber abwechslungsreicher Nahrung und Bewegung verspricht dem Kapha eine nachhaltige Verwandlung seines Körpers, bis hin zum Wunschgewicht.

Wer diesem Dosha angehört, hat Tendenz zum Sammeln. Der Charakter ist gutmütig und tolerant, aber durchaus auch stur. Die Grundelemente des Kapha sind die Erde und das Wasser, denen die Eigenschaft der Schwere zugeordnet ist. Sie symbolisieren Fruchtbarkeit und Tragfähigkeit. Die empfohlenen Nahrungsqualitäten für den Kapha-Typus stehen im Gegensatz zur ausreichend vorhandenen Stabilität: leicht, fett- und kohlenhydratarm.

Kapha-Ernährung zur Gewichtsreduktion

Gute Nachrichten: Sie dürfen viel essen! Nehmen Sie das für Ihren Körpertypus Richtige zu sich und essen Sie sich daran satt. Regelmäßig dreimal täglich eine Mahlzeit und zusätzlich kalorienarme Snacks sind das Ziel, denn das Problem der Kapha-Menschen sind meist die unregelmäßigen Essenszeiten. Halten Sie sich am besten an die Nahrungsmittelliste auf Seite 68 und bereiten Sie sich aus den vielfältigen Zutaten leckere, abwechslungsreiche Mahlzeiten zu. Haben Sie Spaß am Essen! Gewöhnen Sie sich an, mit vielen Gewürzen der indischen Küche zu kochen, denn so benötigen Sie weniger Salz. Süßen Sie nur mit Honig, der die Verbrennung anheizt. Zucker macht dick und verschleimt den Organismus.

Sechs Eigenschaften, sechs Geschmacksrichtungen

Die ayurvedische Einteilung der Nahrungsmittel erfolgt nach sechs Eigenschaften (heiß, kalt, ölig, trocken, schwer, leicht) und sechs Geschmacksrichtungen (süß, sauer, salzig, scharf, bitter, herb). Die für Kapha-Typen zur Gewichtsreduktion empfohlenen Speisen müssen die Eigenschaften leicht, trocken und heiß haben – als Kontrapunkte zu den schweren, feuchten und kalten Elemente Wasser und Erde. Stoffwechselantreibende Geschmacksrichtungen sind scharf, bitter und herb.

Das traditionelle indische Essen *Thali* besteht aus sechs Gerichten, die – jeweils in kleinen Töpfchen serviert – für die sechs Eigenschaften und Geschmacksrichtungen Sorge tragen.

Die Speisen eines Tages sollten jede der sechs Geschmacksrichtungen und Eigenschaften einmal befriedigen. So hat der Körper keine unausgewogenen Gelüste auf beispielsweise abwechselnd salzig und süß.

Lebensmittel für den Kapha-Typ

Gemäß der ayurvedischen Ernährungslehre können Sie zur dauerhaften Gewichtsreduktion Ihre Mahlzeiten aus einem abwechslungsreichen Angebot an Nahrungsmitteln (siehe nächste Seite) zusammenstellen.

Bitterstoffe für eine gute Verdauung

Bitterstoffe fehlen heute den meisten Menschen, da die entsprechenden Kräuter, Gewürze und Gemüsearten wegen ihres Geschmacks nicht beliebt sind. Sie werden durch Geschmacksverstärker wie Salz, Zucker und Glutamat ersetzt, die den Körper langfristig übersäuern. Bitterstoffe sind jedoch extrem wichtig für eine gesunde Verdauung und einen effizienten Stoffwechsel. Greifen Sie daher öfter zu Nahrungsmitteln wie Artischocken, Radicchio, Chicorée und Walnüssen, verwenden Sie Gewürze wie Bertram, Galgant (ein Ingwergewächs) oder Asafoitida (Teufelsdreck). Zusätzlich können Sie Magenbitter oder Bitterelixiere aus der Apotheke als Kur über mehrere Wochen zwei- bis dreimal im Jahr einnehmen.

Lebensmittel für den gesunden Einkauf

Folgen Sie dem ayurvedischen Weisheitsrezept für ein gesundes, langes Leben, denn Ayurveda bedeutet »Das Wissen vom Leben«. Kaufen Sie am besten nur noch folgende Nahrungsmittel für sich ein:

Nahrungseigenschaften: leicht, trocken und heiß

Geschmacksrichtungen: scharf, bitter und herb

Gemüse: Spargel, alle Kohlsorten, Sellerie, alle Bohnen- und Linsenarten, grünes Blattgemüse (je bitterer, desto besser), Spinat, Mangold, Chicorée, Artischocken, Auberginen, Keimlinge, Kürbis, Paprika, Erbsen, Kichererbsen, Rettich, Radieschen, Rote Bete, Chili, Zwiebeln und Knoblauch; Mais und Möhren nur in geringen Mengen, da überwiegend süß

Obst: Äpfel, bittere Grapefruit, Ananas, Aprikosen, Preiselbeeren, Birnen, Erdbeeren, Granatäpfel, Feigen, Trockenobst, Pflaumen, Rosinen

Getreide, Brot und Nudeln: Dinkel, Gerste, Buchweizen, Polenta, Couscous, Roggen, Hirse, wenig Reis

Milch- und Eiweißprodukte: Magermilch, Eier nur gekocht, nicht gebraten

Fleisch und Fisch: Huhn, Pute/Truthahn, Garnelen

Öle und Fette: Maiskeimöl, Distelöl, Sonnenblumenöl, Olivenöl, Ghee

Süßungsmittel: Honig oder Stevia

Nüsse: Sonnenblumen- oder Kürbiskerne

Kräuter und Gewürze: alle Kräuter und Gewürze, jedoch kein Salz (Ersatz: ein Tropfen frischer Zitronensaft), viel Ingwer und zusätzlich bittere Gewürze wie Bertram, Galgant, Asafoitida, Aiwan, Bockshornklee, in geringen Mengen jedem Essen beigemischt

Getränke: Tee, besonders Ingwertee, heißes Wasser

Tipp:

Fertigen Sie sich eine kleine Lebensmittelliste an, die Sie immer bei sich tragen. An diese können Sie sich beim Einkaufen halten, um sich nicht zu anderen für Sie ungesunden Lebensmitteln hinreißen zu lassen. Wählen Sie die Nahrung, die Ihnen Leben schenkt, ebenso sorgfältig aus, wie die Kleidung, die Sie auf Ihrer Haut tragen. Die beste biologische Qualität ist gerade gut genug.

Meiden Sie andere Nahrungsmittel

Halten Sie sich an die Liste auf der vorhergehenden Seite und meiden Sie andere Nahrungsmittel, wenn Sie Ihr Gewicht dauerhaft reduzieren wollen. Wässrige, süße Gemüsearten wie Tomaten, Gurken oder Zucchini stehen nicht auf Ihrem Ernährungsplan. Ebenso wenig süßes und saures Obst oder Säfte daraus. Meiden Sie außerdem Getränke wie Kaffee mit Milch, Bier, Limonaden und Energy-Drinks. Getreidesorten wie Weizen sollten Sie ebenfalls nicht verwenden, denn sie verschleimen den Körper und verstärken das Kapha-Dosha.

Fertigprodukte und vergorene Käsesorten gehören keinesfalls auf Ihren Speiseplan, da sie ziemlich viel Salz enthalten.

Neigen Sie zu verschleimten Atemwegen oder husten Sie nach dem Essen? Das kann von Milch- und Weißmehlprodukten in Ihrem Körper kommen, der aufgrund der vorherrschenden Elemente Erde und Wasser durch diese Lebensmittel noch mehr Wasser aufnimmt. Salz bindet ebenfalls Wasser in Ihrem Organismus, das dort besser frei fließen sollte, um ihn rein und schlackenfrei zu halten.

Langsame Ernährungsumstellung

Beginnen Sie sanft und stellen Sie Ihre Ernährung langsam, aber dauerhaft um.

Verbringen Sie mehr Zeit mit Ihrem Körper und dem Essen. Durch auferlegte Nahrungsmittelverbote schüren Sie allenfalls Ihre Gelüste. Je bewusster Sie sich mit Ihrem Körper auseinandersetzen, desto mehr wächst in Ihnen der Wunsch, sich besser zu ernähren oder sich zu kasteien. Geduld und Gelassenheit führen sicher zum Ziel, zu dauerhaften Abnehmerfolgen. Reduzieren Sie die Kalorienaufnahme durch Einsparen von versteckten Fetten in Fertigprodukten wie Wurst, Käse und Süßspeisen und sparen Sie grundsätzlich an Salz. Sie brauchen nicht zu hungern. Essen Sie einfach anders als bisher und entwöhnen Sie Körper und Geist langsam von den bisherigen Genussdrogen. Erheben Sie Sauerstoff zur Ihrer neuen Droge, die kostenlos überall erhältlich ist und die willkommene Nebenwirkung hat, dass Ihr Körper immer vitaler wird. Hören Sie auf Ihren allwissenden Atem, die Stimme Ihrer Seele, und stellen Sie Ihren Tagesablauf um.

Farbenfroh genießen

Essen Sie bunt! Jede Farbe eines Gemüses birgt unterschiedliche lebenswichtige Inhaltsstoffe in sich, die der Körper benötigt und dankbar aufnimmt. Verzehren Sie jeden Tag (am besten bei jeder Mahlzeit) etwas Grünes, Gelbes und Rotes – das schmeichelt dem Auge und erfreut das Herz!

Jeder neue Morgen bringt eine neue Chance

Der Körper erneuert sich in all seinen Bestandteilen durch Reproduktion von Blut- und Körperzellen ohne Unterlass bis zu seinem Tod. Wenn Zellen absterben, werden sie in Moleküle aufgesplittert und dem schöpferischen Recycling des Organismus zugeführt. Dies vollzieht sich in jedem Moment und milliardenfach während eines Menschenlebens. Eine sehr faszinierende Vorstellung: Innerhalb von sieben Jahren wird Ihr Körper einmal komplett umgebaut und runderneuert, ohne dass Sie dies bewusst wahrnehmen.

Wenn Sie in einigen Jahren anders aussehen wollen als heute, beginnen Sie jetzt damit, Ihren Körper entsprechend zu ernähren.

Der Mensch ist auf die Welt gekommen, um das Projekt der Selbsterschaffung täglich neu zu spüren, zu erfahren und zu erleben. Jeder neue Tag bedeutet eine neue Chance, etwas im Leben zu ändern – vorausgesetzt, man will dies auch wirklich.

Ein Tagesablauf zur Gewichtsreduktion

Fangen Sie gleich an: Werfen Sie Ihre Waage raus! Meditieren Sie! Nehmen Sie Ihren Körper wahr und unterscheiden Sie zwischen dem, was Ihr Körper essen will und dem, was der Verstand braucht! Essen Sie bewusst, regelmäßig und in angenehmer Atmosphäre! Kurbeln Sie Ihren Stoffwechsel durch Bewegung an! Und: Atmen Sie! Wie Ihr Tagesablauf mit gesunder Nahrung und energiespendenden Atemübungen beispielsweise aussehen kann, lesen Sie jetzt.

So purzeln die Pfunde

Beginnen Sie den Morgen mit Atemübungen der Programme 10, 11 und 12 (siehe Seite 77 bis 83) – am besten bei geöffnetem Fenster. So kommt Ihr Stoffwechsel in Gang, und der Körper kann die bei der nächtlichen Verdauungs- und Resorptionsarbeit entstandenen Schlacken loswerden. Sie benötigen nicht mehr als zehn Minuten dafür.

Rituelle Körperreinigungen

Beginnen Sie mit einer entschlackenden, muntermachenden Bürstenmassage des ganzen Körpers. Streichen Sie kreisend, am rechten Fuß beginnend, bis zur Hüfte aufwärts, dann über Bauch, Po und Rücken, über Arme und Brust bis zum Hals. Das Gesicht massieren Sie mit einer ganz weichen Bürste. Reiben Sie Ihren Körper anschließend mit einem anregenden Öl, beispielsweise auf Mandel- oder Sesambasis ein. Lassen Sie das Öl einwirken, während Sie eine Zungen- und Nasenreinigung durchführen (siehe Kasten und Seite 32). Anschließend duschen Sie mit wenig Seife. Bevor Sie frühstücken, trinken Sie heißes Wasser. Lassen Sie einen halben bis einen Liter Wasser zehn Minuten sprudelnd kochen und füllen Sie es in eine Thermoskanne. Gekochtes Wasser wird besser vom Körper aufgenommen als kaltes. Es hilft dem Organismus zu entschlacken.

Frühstück am besten warm

Das Frühstück ist die wichtigste Mahlzeit, da der Körper den ganzen Tag Energie benötigt und Zeit hat, die zugeführte Nahrung zu verbrennen. Nehmen Sie ein nahrhaftes, möglichst warmes, jedoch fettarmes Frühstück zu sich. Gut geeignet ist ein Porridge aus Dinkel oder Buchweizen, verfeinert mit etwas Ingwer und Zimt, Galgant und Bertram. Darunter mischen Sie frisches Obst nach Wahl aus Ihrer Lebensmittelliste (siehe Seite 68).

Ingwertee für zwischendurch

Trinken Sie tagsüber so viel Ingwertee wie möglich. So bereiten Sie ihn zu: Für einen Liter Wasser schneiden Sie einen daumengroßen Teil einer Ingwerwurzel in kleine Stücke und kochen den Sud mindestens zehn Minuten. Füllen Sie ihn in eine Thermoskanne und fügen Sie den Saft einer Limone, etwas Honig und einen Rosmarinzweig oder andere Gewürze wie Thymian, Eisenkraut oder Salbei hinzu. Halten Sie dieses Getränk den ganzen Tag bereit und genießen Sie es immer wieder zwischendurch. Ingwer regt die Verdauung und den Stoffwechsel an und dämpft den Hunger. Bei überreiztem Magen bitte weniger Ingwer verwenden.

Zuerst Zungenreinigung

Nachts werden vom Organismus Schlacken ausgestoßen, die sich unter anderem morgens als Belag auf der Zunge wiederfinden. Spülen Sie diesen keinesfalls mit dem ersten Getränk in den Magen-Darm-Trakt, sondern reinigen Sie Ihre Zunge noch vor dem Trinken und Essen mit einem Zungenschaber.

Leichte Snacks für tagsüber

Zwischenmahlzeiten bestehen aus Obst oder knackigem Rohgemüse. Kaufen Sie dies nach Ihrer Lebensmittelliste und gemäß dem jahreszeitlichen Marktangebot ein. Schneiden Sie sich morgens eine kleine Auswahl an Frischkost in mundgerechte Happen und stellen Sie alles griffbereit in Ihre Nähe. So kommen Sie nicht in Versuchung, nach einem Schokoriegel oder Keksen zu greifen, die im Übrigen ohnehin nicht in Ihrer Umgebung zu finden sein sollten.

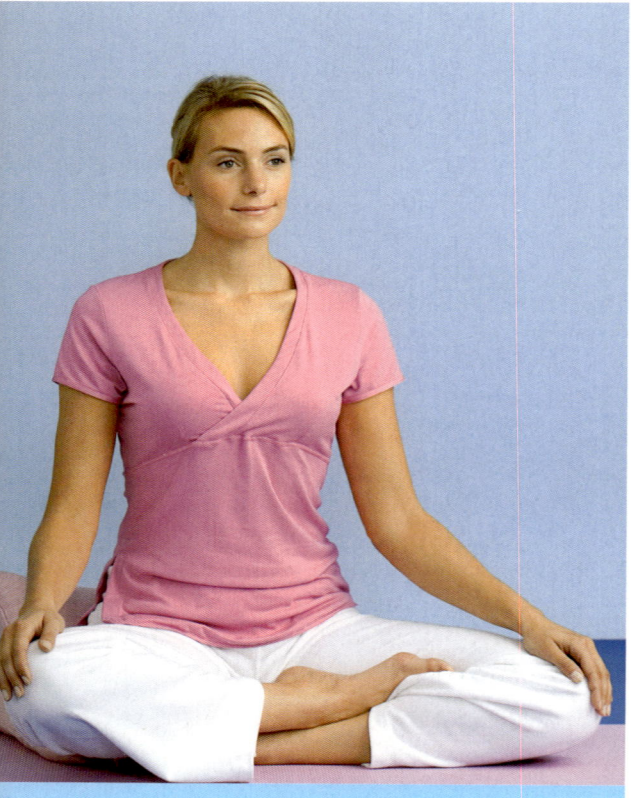

Atemübungen, die den Stoffwechsel ankurbeln, helfen über Heißhungerattacken hinweg.

Vor dem Mittagessen Atemübungen

Praktizieren Sie die für die Mittagszeit empfohlenen Atemübungen (siehe Seite 83) unbedingt vor dem Essen. Bereiten Sie Ihre Mittagsmahlzeit mit Zutaten aus der Lebensmittelliste (siehe Seite 68) zu. Sie sparen Zeit, wenn Sie sie schon am Abend vorher zusammenstellen und – falls möglich – vorkochen. Die Hauptmahlzeit am Mittag darf ausreichend Kohlenhydrate enthalten, sie sollte jedoch nicht schwer oder ölig sein, denn der Körper braucht nur rund 60 Gramm Fett pro Tag. Als Beilage eignen sich bunte Salate, die nachmittags am besten verdaut werden.

Gelüste am Nachmittag

Sollten Sie nachmittags Hunger auf etwas Süßes bekommen, nehmen Sie einen Teelöffel naturreinen Honig oder einige Sonnenblumen- oder Kürbiskerne zu sich. Das regt die Gehirntätigkeit wieder an. Eine Banane bringt neue Energie und wirkt gegen Süßhunger. Sie steht jedoch nicht als regelmäßiges Nahrungsmittel auf Ihrer Liste.

Tipps gegen Nachmittags-Müdigkeit

Am Nachmittag, wenn Sie müde werden, können Sie die Kraftatmungen aus dem Kapitel »Körper und Geist erfrischen« praktizieren (siehe Seite 48). Auch wenn Sie in einem Büro arbeiten, haben Sie sicher die Möglichkeit, mal eine kurze Pause zum Durchatmen einzulegen.

Gehen Sie dann später, nach getanem Tagwerk, noch ein wenig an frischer Luft spazieren. Das versorgt Sie mit neuem Sauerstoff, hilft Kohlendioxid verstärkt abzuatmen und macht den Kopf frei. Zu Hause angekommen, vor der letzten Mahlzeit, machen Sie die vorgeschlagenen kombinierten Atem- und Bewegungsprogramme (siehe ab Seite 93, Übungen 46 bis 51).

Proteinreiches Abendessen

Bereiten Sie sich ein ansprechendes Abendessen zu, das überwiegend eiweißhaltig sein sollte. Wählen Sie beispielsweise mageres Fleisch aus Ihrer Einkaufsliste (siehe Seite 68) aus, als Beilage gekochtes Gemüse. Auch eine leckere Gemüsesuppe, etwa aus Hülsenfrüchten wie Linsen oder Bohnen, ist bestens geeignet.

Danach Meditation statt Fernsehen

Setzen Sie sich nach dem Abendessen nicht vor den Fernseher, sondern lassen Sie Ihren Tag ruhig mit einer angenehmen Meditation ausklingen. Das Programm 17, »Schwingungsatmungen«, mit den Übungen 49 bis 51 (siehe Seite 95) ist ein aktiver, meditativer Ersatz für passiven Fernsehkonsum. Und anstatt nach Nahrungsmitteln im Kühlschrank oder in der Vorratskammer zu suchen, können Sie noch einmal ein paar Atemübungen machen, die Sie dann sanft in

den Schlaf begleiten, etwa Programm 18, Übung 52 bis 54 (siehe Seite 97). Sie werden eine herrliche Nachtruhe haben und dankbar am nächsten Morgen erwachen – jeden Tag!

So bleiben Sie auf Dauer schlank

Nach zirka drei Wochen hat sich Ihr Organismus an die neue Ernährungsweise gewöhnt und den Stoffwechsel umgestellt. In dieser Phase verlangt Ihr Körper möglicherweise immer wieder einmal nach den alten Genussdrogen Fett, Salz und Zucker. Wahrscheinlich aber ist es nur Ihr Verstand, der Ihnen das vorgaukelt. Mit diesen Tipps gelingt Ihnen die Zeit der Umstellung gut:

- Prüfen Sie, ob Sie an diesem Tag alle Geschmacksrichtungen gegessen haben. Wenn Sie z. B. nur Gemüse, aber wenig Gewürze und Ballaststoffe zu sich genommen haben, werden Sie Lust auf Salz verspüren. Sollten Sie zu viele Nudeln oder Kartoffeln verspeist haben, steigt die Lust auf Zucker.
- Sagen Sie Ihrem aufdringlichen Verstand, er möge Ruhe geben, da Sie sehr wohl wissen, was gut für Ihren Körper ist. Schließlich hören Sie jetzt nicht mehr nur auf den Verstand. Sie ernähren sich ausgewogen und gesund. Belohnen Sie sich dafür immer wieder einmal mit einer Atem-Meditation, begleitet von schöner Musik, und genießen Sie das neue Körpergefühl.

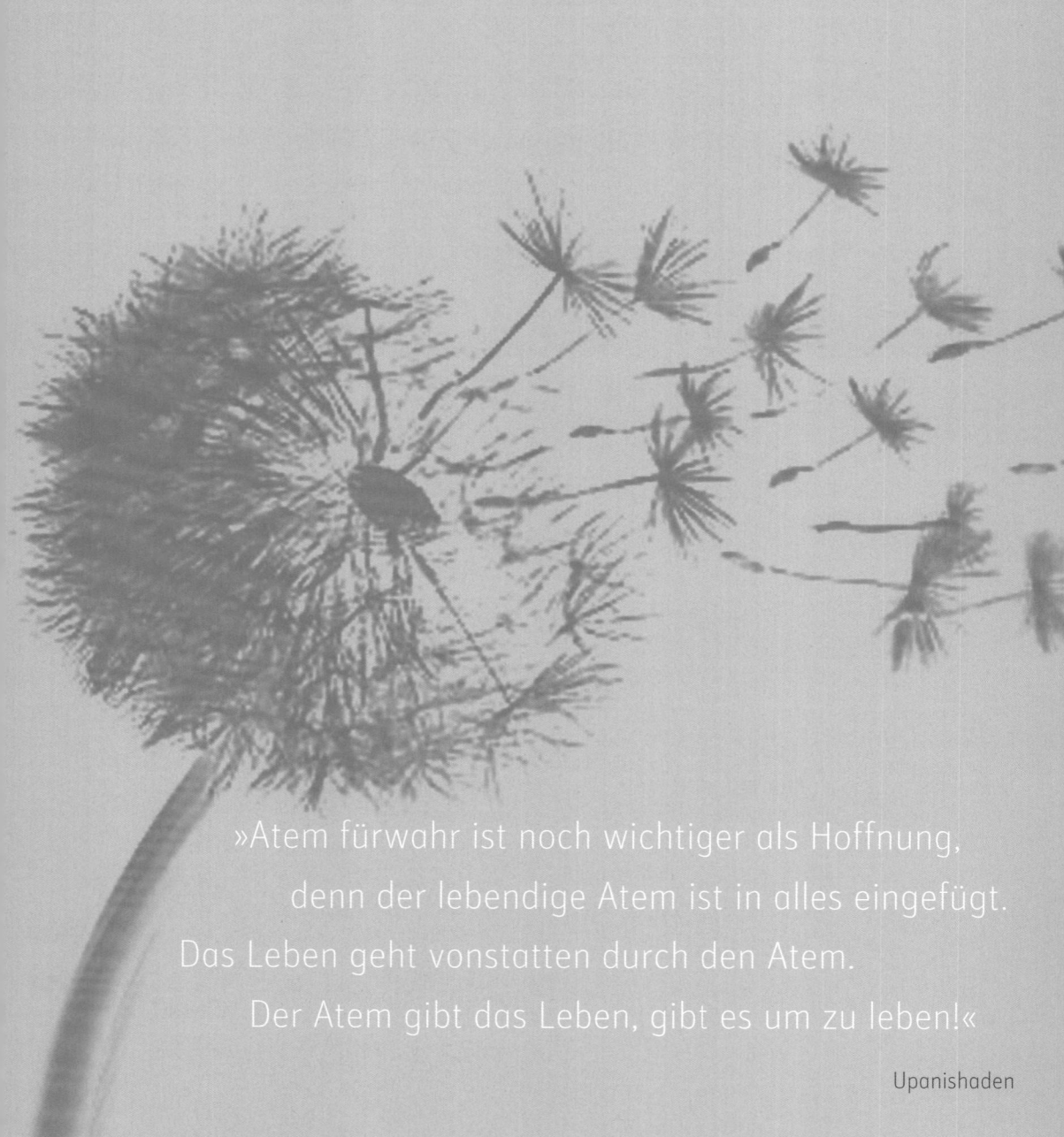

»Atem fürwahr ist noch wichtiger als Hoffnung,
denn der lebendige Atem ist in alles eingefügt.
Das Leben geht vonstatten durch den Atem.
Der Atem gibt das Leben, gibt es um zu leben!«

Upanishaden

Den Körper in Form bringen

bringen

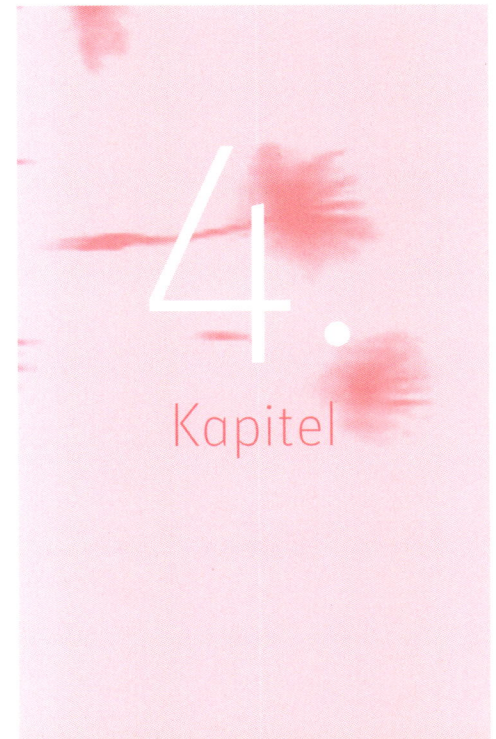

4.
Kapitel

Atmen Sie
sich schlank und
werden Sie fit

Sie sind nun bestens vorbereitet, um schlanker und immer fitter zu werden. Sie stellen Ihr Essen um, fühlen Ihren Atemfluss und nehmen Ihren Körper sorgfältiger wahr. Die Atemübungen des Kapitels »Atmen Sie sich vital und werden Sie frei« (siehe Seite 38) sind Ihnen vertraut und zeigen Wirkung. Nun gilt es, mit den Übungen auf den folgenden Seiten den Stoffwechsel stärker anzutreiben und den Organismus zur raschen Verbrennung der zugeführten Nahrung bei gleichzeitiger effizienter Energieerzeugung zu motivieren. Eine nachhaltige Gewichtsreduktion ist das Ziel.

Damit die Pfunde purzeln, sollten Sie die folgenden Programme jeden Tag morgens, mittags und abends durchführen.

Planen Sie dreimal täglich je eine Viertelstunde ein, um bewusst zu atmen. Zeit ist das, was Sie Ihrem Körper kostenlos und ohne viel Aufwand zur Verfügung stellen können. Er wird es Ihnen mit einem frischen Wohlgefühl und guter Gesundheit danken. Ebenso wie Sie für Ihre Körperhülle jeden Tag sorgfältig die Kleidung auswählen, auf Ihre Frisur und auf saubere Schuhe achten, werden Sie ab heute Ihren Körper auch innerlich behutsam betreuen. Unterstützen Sie Ihren Organismus bei seinen inneren Reinigungsprozessen, atmen und visualisieren Sie sich schlank.

Übungen am Morgen: den Körper entschlacken

In der Nacht regeneriert sich der Körper, aber dennoch arbeitet er. Er benötigt den Schlaf, um dabei die Aufräumarbeiten zu erledigen, für die er tagsüber keine Zeit hatte. Am Morgen werden dann die Abfallstoffe der Nacht ausgeschieden. Die Augen sind voller »Schlaf« (getrockneter Tränenflüssigkeit), Nase und Zunge sind belegt (siehe Seite 71), die Haut hat nachts geschwitzt, Blase und Darm sind zur morgendlichen Entleerung bereit. Sollten Sie in der Früh keinen natürlichen Stuhlgang haben, trinken Sie vermutlich tagsüber zu wenig Wasser. Verstopfung ist ein Hinweis auf eine fortschreitende Verschlakkung des Körpers.

Die Atemübungen werden Ihren Stuhlgang fördern. Sie helfen dem Organismus außerdem, die in der Nacht freigelegten Toxine auszuscheiden, sodass der Stoffwechsel tagsüber einwandfrei und schnell arbeiten kann. Ein schlackenfreier Organismus vermag die zugeführte Nahrung besser aufzuspalten, das heißt besser zu verarbeiten und dem Körper zum raschen Verbrauch zur Verfügung zu stellen. So muss nichts zwischengelagert und für längere Zeit in Fettpolstern

gespeichert werden. Um sich schlank zu atmen, führen Sie morgens alle neun Übungen aus. Planen Sie dafür etwa eine Viertelstunde ein.

Programm 10: Reinigungsatmungen

Bei diesem morgendlichen Atemprogramm wird die Ausatmung betont, zum einen, damit Sie wach werden, und zum anderen, damit Sie gasige Schlacken, den natürlichen Abfall der nächtlichen Verarbeitungsphase, loswerden können. Öffnen Sie zum Üben unbedingt ein Fenster. Noch besser ist es,

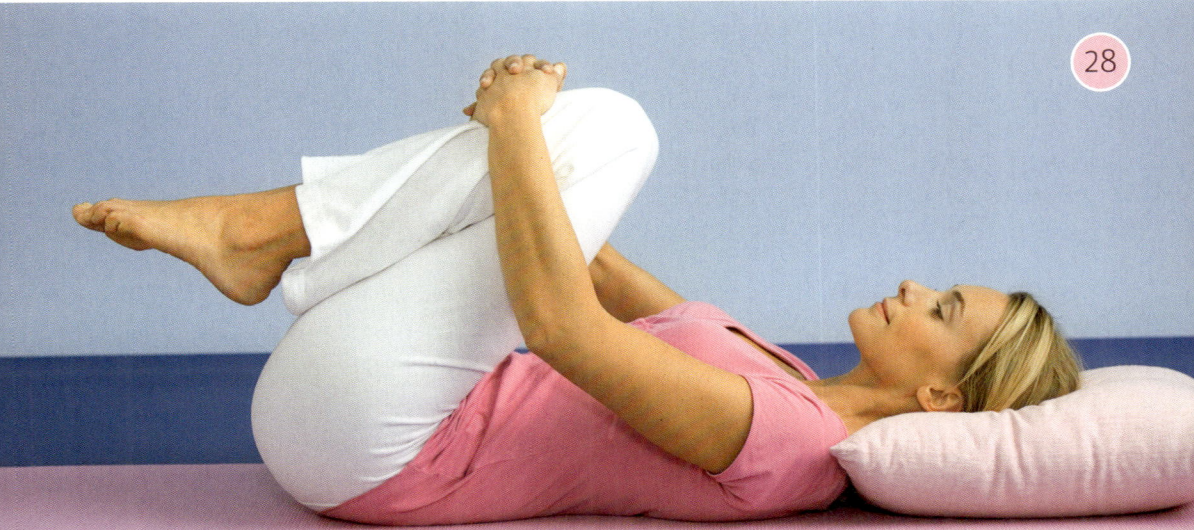

28

Übung 28

a| **Empfohlene Wiederholungen:** sechs Atemzyklen
b| **Empfohlene Ausführung:** morgens vor dem Aufstehen

wenn Sie alle Übungen (außer der ersten) im Freien, auf einem Balkon oder auf einer Terrasse, ausführen – natürlich der jeweiligen Jahreszeit entsprechend gekleidet.

Tipp: Noch im Bett liegend können Sie schon mal mit der Wellenatmung mit Atempause und Atemleere (siehe Seite 46, Übung 12) beginnen, bevor Sie das Atemprogramm starten. Führen Sie Ihren Körper auf diese Weise bewusst und gelassen von der Nachtruhe in den aktiven Tag.

Übung 28: Ha-Atmung im Liegen

Reinigt die Atemorgane und mobilisiert den Darm

1. Sie liegen im Bett auf dem Rücken, die Beine sind angewinkelt und die Füße aufgestellt. Ziehen Sie die Knie zum Bauch heran, umarmen Sie sie und dehnen Sie Ihren Rücken sanft.

2. Stellen Sie die Füße wieder auf und atmen Sie über die Atemwelle ein. Heben Sie beim Einatmen Ihre Arme an, bis sie neben dem Kopf gerade und lang ausgestreckt auf der Matratze liegen. Halten Sie dann die kurze Atempause.

3. Ziehen Sie nun die Beine erneut rasch in Richtung Bauch und umschlingen Sie sie mit den Armen. Atmen Sie dabei kräftig mit *Ha* über den Mund aus. Halten Sie die Atemleere, stellen Sie

die Füße wieder auf und legen Sie die Arme seitlich neben dem Körper ab.

4. Einatmend führen Sie die Arme wieder nach oben und beginnen nach einer Atempause von vorn (siehe Step 3).
   Empfohlene Wiederholungen: sechs Atemzyklen
   Empfohlene Ausführung: morgens vor dem Aufstehen

Übung 29: Stoßatmung

Schwemmt Giftstoffe aus und trainiert den Bauch

1. Stellen Sie sich aufrecht hin. Atmen Sie einmal über die Atemwelle ein und pressen Sie die Lippen an die Zähne. Lassen Sie einen winzigen Spalt zwischen den Lippen geöffnet.

2. Stoßen Sie den Atem in vielen Schüben während einer einzigen Ausatmung kraftvoll, aber dennoch lang anhaltend aus. Ziehen Sie den Bauchnabel bei jedem Luftausstoß weiter nach innen. Spüren Sie den Widerstand der Lippen, bis die Ausatmung erschöpft ist.

3. Erst dann atmen Sie wieder über die Atemwelle ein und beginnen von vorn.

a| **Empfohlene Wiederholungen:** sechs Atemzyklen

b| **Empfohlene Ausführung:** morgens nach dem Aufstehen

Übung 30: Organatmung

Kurbelt die Funktion der inneren Organe an

1. Stellen Sie sich aufrecht hin. Atmen Sie einmal tief über die Atemwelle ein und halten Sie die Atempause.

2. Ausatmend neigen Sie sich langsam nach vorn und atmen in Ihrer Vorstellung zum Beckenboden hin aus (siehe Zeichnung unten links). Pressen Sie Ihr ganzes Atemvolumen aus. In der Atemleere richten Sie sich wieder auf und atmen ein.

3. Ausatmend neigen Sie sich mit angespannten Gesäßmuskeln nach hinten und atmen über den Bauchnabel aus (siehe Zeichnung unten rechts). In der Atemleere richten Sie den Oberkörper wieder auf.

4. Atmen Sie ein und neigen Sie ausatmend mit angespanntem Beckenboden den Rumpf nach rechts (siehe Foto). Atmen Sie den linken Lungenflügel leer. Richten Sie sich in der Atemleere auf, atmen Sie ein und neigen Sie sich dann ausatmend nach links. Atmen Sie den rechten Lungenflügel leer.

5. Spüren Sie im Stehen der Bewegung im Inneren des Körpers nach.

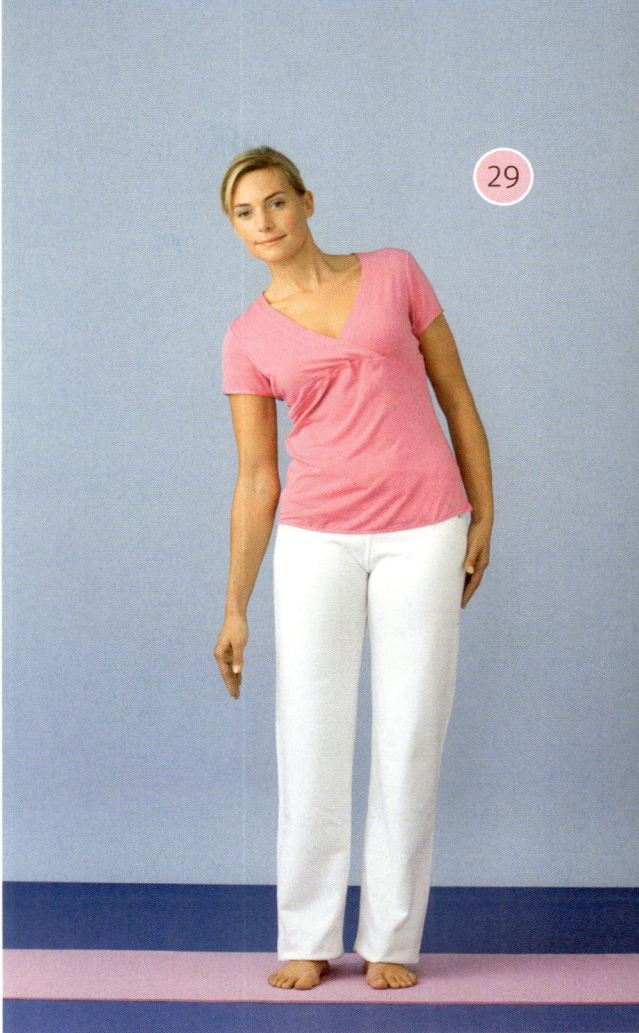

29

Übung 30

a| **Empfohlene Wiederholungen:** sechs Atemzyklen

b| **Empfohlene Ausführung:** morgens nach dem Aufstehen

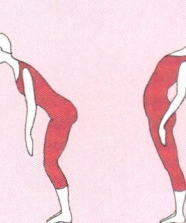

Programm 11: Pulsatmungen

Im folgenden zweiten Teil des Morgenprogramms werden Sie ziemlich ins Schwitzen kommen, da die Übungen den Kreislauf und den Energiefluss antreiben. Das schwemmt Schlacken- und Giftstoffe aus Ihrem Körper heraus. Sie atmen stark konzentriert im Takt Ihres Pulses, den Sie vorab an der Innenseite Ihres linken Handgelenks mit Zeige-, Mittel- und Ringfinger der rechten Hand erspüren. Fühlen Sie die Frequenz Ihres Pulses und verinnerlichen Sie diesen Rhythmus. Atmen Sie dann auf drei Pulstakte ein und dreimal schnell ohne Zwischenatmung auf drei Pulstakte aus.

Üben Sie dies zunächst im Sitzen vor dem erstmaligen Beginn dieses Atemprogramms, bis Sie die Pulstaktatmung beherrschen. Behalten Sie diesen Atemrhythmus (einen Takt einatmen und drei Takte ausatmen) konzentriert während der Übungen 31, 32 und 33 bei. Kreislauf und Stoffwechsel werden kräftig auf Touren gebracht, vor allem, wenn Sie zusätzlich sanft federnd hüpfen.

Tipp: Ihre Pulsfrequenz wird sich während der Übungsrunden aufgrund der Anstrengung erhöhen. Passen Sie Ihren Atemfluss dem Takt an. Wenn Sie es übertreiben, kann allerdings ein Schwindelgefühl auftreten. Beginnen Sie daher mit je einer Runde von sechs Atemzyklen pro Übung und steigern Sie Ihr Pensum im Laufe Ihrer Praxis-Wochen dann ganz allmählich.

Übung 31: Hüpfen

Bringt den Kreislauf auf Trab

1. Atmen Sie auf drei Pulstakte ein und auf drei Takte über die Nase aus.

2. Heben Sie die Fersen an und hüpfen Sie beim Ausatmen dreimal sanft auf und ab. Machen Sie kleine, fein federnde Hüpfbewegungen.

Übung 32: Rechtsdrehung

Regt den Energiefluss der rechten Körperhälfte an

1. Behalten Sie den Atemrhythmus bei. Hüpfen Sie wie vorher sanft auf und ab, drehen Sie sich aber bei jeder Hüpfbewegung etwas weiter nach rechts.

2. Hüpfen Sie während der gesamten Atemübung in einem engen Kreis um Ihre eigene Körperachse.

a| **Empfohlene Wiederholungen:** sechs bis zwölf Atemzyklen auf Pulsfrequenz, nach einiger Zeit mehr

b| **Empfohlene Ausführung:** morgens nach dem Aufstehen

Übung 33: Linksdrehung

Regt den Energiefluss der linken Körperhälfte an

1. Atmen Sie wie vorher im Stehen auf drei Pulstakte ein und auf drei Takte drei Stöße über die Nase aus.

2. Hüpfen Sie wie bei Übung 32 wieder sanft auf und ab, drehen Sie sich diesmal aber etwas weiter nach links. Hüpfen Sie während der gesamten Atemübung in einem engen Kreis um Ihre eigene Körperachse.

a| **Empfohlene Wiederholungen:** sechs bis zwölf Atemzyklen, nach einiger Zeit des Trainings mehr

b| **Empfohlene Ausführung:** morgens nach dem Aufstehen

Programm 12: Siegelatmungen

Zum Abschluss Ihres morgendlichen Atemprogramms führen Sie noch Siegelatmungen aus, im Sanskrit *bandha* (=Verschluss oder Siegel) genannt. Yogis versiegeln Teile des Körpers mit einem Bandha, um in der betreffenden Körperregion möglichst viel Sauerstoff und Prana (siehe Seite 25) bereitzustellen. Die Bandhas werden deswegen während der Atempause gehalten.
Damit kurbeln Sie den Stoffwechsel Ihres Körpers an. Anschließend folgt eine verstärkte, reinigende Ausatmung. Machen Sie sich jetzt erst einmal mit den Muskelgruppen vertraut, die bei den Bandhas zum Einsatz kommen. Führen Sie die Bandhas bitte nur dann aus, wenn Sie die bisher vorgestellten Atemübungen beherrschen.

Tipp: Lassen Sie sich nicht entmutigen, wenn Ihnen anfänglich das Gefühl für die einzelnen Muskelgruppen fehlt. Durch geduldiges Üben wird Ihnen das »Setzen der Siegel« immer besser gelingen.

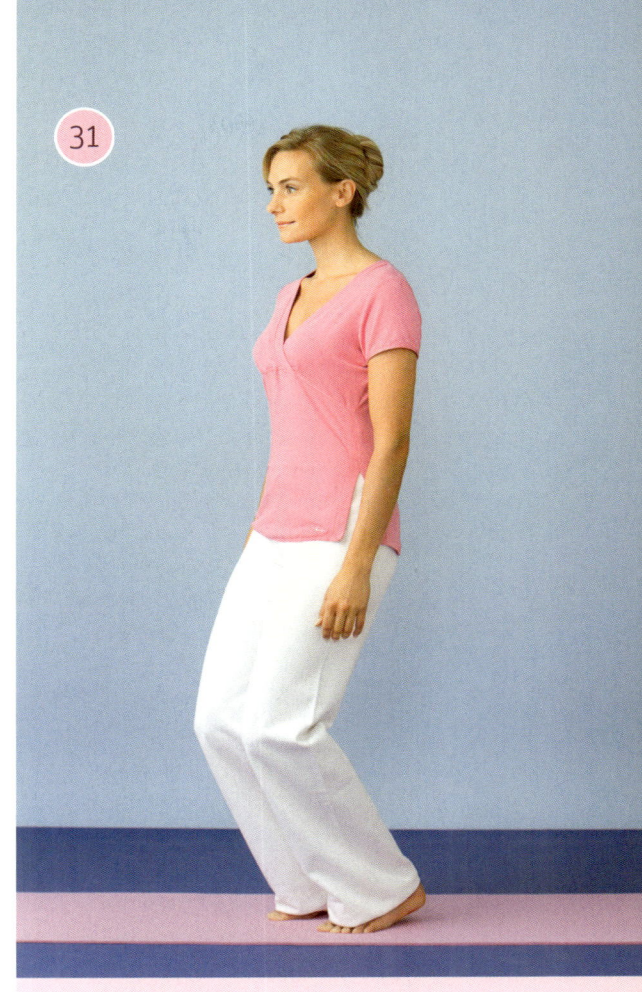

31

Übung 31

a| **Empfohlene Wiederholungen:** sechs bis zwölf Atemzyklen auf Pulsfrequenz, nach einiger Zeit des Trainings mehr

b| **Empfohlene Ausführung:** morgens nach dem Aufstehen

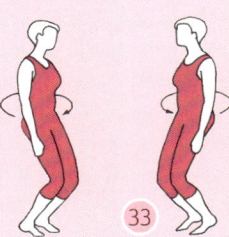

32   33

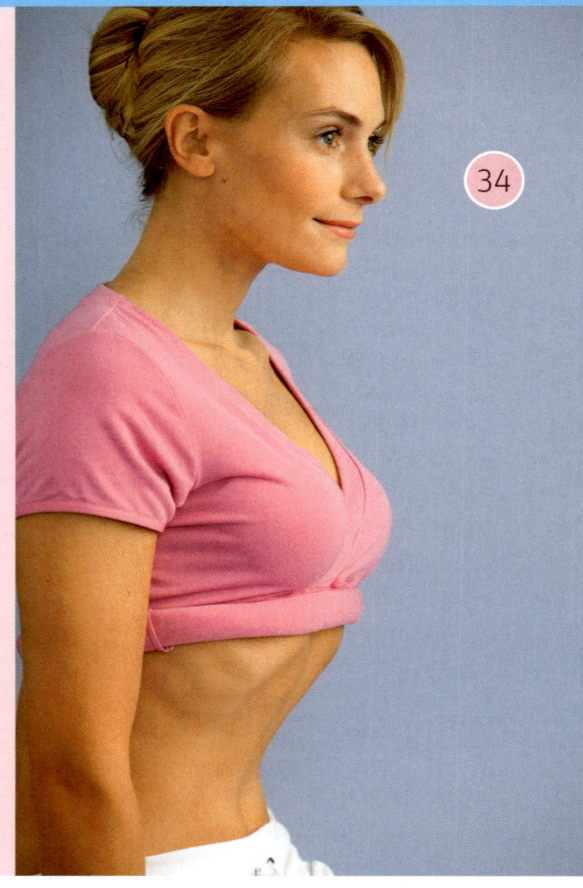

Übung 34:

Das Bauchsiegel ist die wichtigste Übung für die Ankurbelung von Stoffwechsel und Verdauung. Sie wird in vielen der nachfolgenden Atemübungen eingesetzt.

a| **Empfohlene Wiederholungen:**
sechs oder mehr Atemzyklen
b| **Empfohlene Ausführung:**
morgens nach dem Aufstehen

Übung 34: Bauchsiegel

Energetisiert Magen und Dünndarm

1. Setzen Sie sich aufrecht auf einen Stuhl oder ein Meditationskissen. Beachten Sie die wichtige Aufrichtung des Rückens und der Wirbelsäule.

2. Atmen Sie in der Atemwelle mit Atempause und Atemleere einige Male ein und aus. Konzentrieren Sie sich auf den Bauchraum, auf den Bauchnabel und auf die Bewegung des Zwerchfells.

3. Nach der nächsten sehr tiefen Einatmung halten Sie eine Atempause, ziehen den Bauchnabel nach innen in Richtung Wirbelsäule. Bauchmuskel und Zwerchfell bleiben auf diese Art so lange angespannt, wie Sie den Atem anhalten können.

4. Dann lösen Sie die Atempause und atmen kräftig aus. Ziehen Sie dabei das Zwerchfell und den Bauchnabel noch stärker in Richtung Wirbelsäule, um die Ausatmung zu intensivieren.

5. Atmen Sie über die Atemwelle wieder ein und beginnen Sie erneut.

Übung 35: Wurzelsiegel

Energetisiert Dickdarm und Blase

1. Aufrecht sitzend führen Sie wieder eine ruhige Atemwelle aus. Sie konzentrieren sich auf den Beckenraum und den Beckenboden.

2. Nach der nächsten sehr tiefen Einatmung halten Sie die Atempause und ziehen die Muskeln des Beckenbodens zusammen, als ob Sie den Urinfluss unterbrechen wollten. Halten Sie die Atempause mit diesem Wurzelsiegel so lange wie möglich.

3. Dann atmen Sie kräftig aus und ziehen die Beckenbodenmuskeln noch weiter nach innen. Das Zwerchfell unterstützt die intensive Ausatmung.

4. Atmen Sie über die Atemwelle wieder ein und beginnen Sie erneut.
a| **Empfohlene Wiederholungen:** sechs oder mehr Atemzyklen
b| **Empfohlene Ausführung:** morgens nach dem Aufstehen

Übung 36: Kehlkopfsiegel

Energetisiert Lunge, Bronchien und Rachen – bei Schilddrüsenüberfunktion weglassen!

1. Im aufrechten Sitz führen Sie eine ruhige Atemwelle aus und konzentrieren sich dabei auf die Bewegung im Brustkorb und auf den Hals.

2. Nach der nächsten sehr tiefen Einatmung halten Sie die Atempause. Ziehen Sie das Kinn in Richtung Kehlkopf, ohne dabei den Kopf nach vorn zu neigen. Die kleine Bewegung des Kinns verschließt durch Druck des Kehlkopfes nach innen den Rachen mit einem Siegel. Halten Sie die Atempause so lange, wie es Ihnen möglich ist.

3. Dann atmen Sie kräftig aus, indem Sie den Kopf nach vorne neigen und den Nacken dehnen. Das Zwerchfell unterstützt die Ausatmung.

4. Atmen Sie über die Atemwelle wieder ein und beginnen Sie erneut.
a| **Empfohlene Wiederholungen:** sechs oder mehr Atemzyklen
b| **Empfohlene Ausführung:** morgens nach dem Aufstehen

Übungen am Mittag: den Stoffwechsel anregen

Die Atemsequenzen um die Mittagszeit werden vermutlich einen einschneidenden Eingriff in Ihren Tagesablauf darstellen, der jedoch lohnenswert ist. Nehmen Sie sich etwas Zeit, um vor dem Mittagessen an die frische Luft zu gehen. Verbringen Sie diese halbe Stunde Ihres (Arbeits-)Alltags allein, um mit voller Konzentration die nachstehenden Atemübungen durchzuführen. Sie dienen dazu, das Verdauungsfeuer Ihres Organismus anzuregen. Je besser Magen und Darm funktionieren, desto effizienter arbeitet der Stoffwechsel und desto schneller und nachhaltiger verwertet er die Nahrung. Die willkürlich ausgeprägten Bewegungen des Zwerchfells massieren die Verdauungsorgane von innen heraus, die dadurch besser durchblutet werden und intensiver arbeiten können. Die Nahrung wird rasch in Moleküle aufgespalten und dem Körper zur Weiterverarbeitung oder zum Verbrauch zur Verfügung gestellt.

»Ein bisschen Feuerluft, die ich bereiten werde, hebt uns behend von dieser Erde.«

aus Goethes Faust

Durchschnittlich werden 70 Prozent der zugeführten Nahrungsenergie im Körper aufgewendet, um das Essen zu verdauen. Eine sehr gut funktionierende Verdauung ist wünschenswert, wenn Sie abnehmen möchten. Treiben Sie daher Stoffwechsel und Verdauung durch erhöhte Sauerstoffaufnahme und innere Bauchmassagen zu Höchstleistungen an! Dazu sollten Sie die Atemwelle mit Bauch-, Flanken- und Lungenspitzenatmung (siehe Seite 44) sowie die Siegelatmungen (siehe Seite 81) vollkommen beherrschen.

Eventuelle Nebenwirkungen

Beobachten Sie genau, wie sich Ihr Körper verhält. Die Übungen können mitunter Schwindel verursachen, weil Sie derartige Muskelanspannungen, verbunden mit wirkungsvollem Gasaustausch, nicht gewöhnt sind. Vielleicht haben Sie vorübergehend Rückenschmerzen oder Muskelkater. Das sind ganz normale Reaktionen bei der Praxis solcher Atemübungen. Bei Auftreten dieser Symptome gehen Sie Ihre Übungspraxis ein bisschen sanfter an oder üben gemeinsam mit einem Atemtherapeuten oder Yogalehrer.

Programm 13: Feueratmungen

Bei diesen Übungen wird die Ausatmung zunächst wie gewohnt verstärkt und die Einatmung passiv belassen, das heißt, das Zwerchfell erschlafft nach der extremen Muskelanspannung, und der Atem fließt ohne Beeinflussung oder Schnaufen ein. Eine tiefe Einatmung wird dann genutzt, um zigfach auszuatmen. Damit Sie dies erreichen, ziehen Sie die Nabel, Bauch- und Rückenmuskeln, vor allem aber den großen Muskel des Zwerchfells in der Körpermitte immer weiter nach innen, bis keine Luft mehr entweichen will. So erreichen Sie bei maximaler Muskelanspannung im Inneren des Körpers das größtmögliche Ausatmungsvolumen. Die Verdauungsorgane werden von ihren Stammplätzen im Bauchraum verdrängt, die Peristaltik – die Muskelbewegungen von Magen und Darm – wird angeregt. Zusätzlich wird Magensäure generiert, und so werden die Verdauungsorgane auf die nächste Nahrungszufuhr vorbereitet.

Beginnen Sie die Feueratmungen zunächst langsam und mit wenigen Wiederholungen.

Bei Menschen, die überwiegend im Sitzen arbeiten, werden die Organe im Bauchraum von der Schwerkraft herabgezogen und im Sitzwinkel des Bewegungsapparates eingequetscht. Verschaffen Sie Ihren Verdauungsorganen also Bewegung! Sie werden dann umso schneller arbeiten und Ihnen eine bessere Nahrungsverbrennung und einen höheren Kalorienverbrauch bescheren.

Tipp: Wenn Sie mittags mal sehr wenig Zeit haben oder Ihr Trainingsniveau noch nicht ausreichend ist, sollten Sie nur jeweils die erste Übung der drei Gruppen Feueratmungen, Blasebalgatmungen und Quirlatmungen praktizieren. Erweitern Sie Ihr Programm dann langsam. Führen Sie sie auf jeden Fall vor dem Mittagessen durch. Sie werden nach den Übungssequenzen in frischer Luft weniger Hunger haben, weil Sie bereits mit Sauerstoff gesättigt sind.

Übung 37: Feueratmung

Heizt das Verdauungsfeuer an

1. Setzen Sie sich auf eine Parkbank, einen Stuhl oder ein Kissen und richten Sie den Rücken auf. Vollziehen Sie für einige Atemzüge die vollständige Atemwelle, bis Sie mit Ihrem Atemrhythmus vertraut sind.

2. Atmen Sie tief ein und konzentrieren Sie sich auf Ihr Zwerchfell. Atmen Sie nun in kleinen Stößen aus und ziehen Sie bei jeder Ausatmung den Bauchnabel weiter nach innen. Spüren Sie, wie die Muskelkuppe des Zwerchfells mehr und mehr in Richtung Brustmitte zieht.

3. Stoßen Sie den Atem so lange aktiv aus (zirka zehnmal), bis keine Luft mehr ausfließen will. Erst dann lösen Sie die Muskelkontrolle von Bauch und Zwerchfell. Sie spüren, wie sich der Bauchraum entspannt und dadurch ein passiver Einatmungsreflex ausgelöst wird.

4. Nach dieser unwillkürlich tiefen Einatmung atmen Sie wieder mit zirka zehn Stößen aus.

a| **Empfohlene Wiederholungen:** sechsmal; pro Einatmung zehn Ausatmungen; bei zunehmendem Trainingsniveau 20 oder 30, maximal 60 Ausatmungen pro Einatmung

b| **Empfohlene Ausführung:** mittags vor dem Essen

Übung 38: Feueratmung mit einem Nasenloch

Verbrennt überflüssiges Fett in den Geweben

1. Setzen Sie sich aufrecht hin und spüren Sie die Atemwelle. Atmen Sie aktiv und tief ein und verschließen Sie mit dem Daumen oder dem Zeigefin-

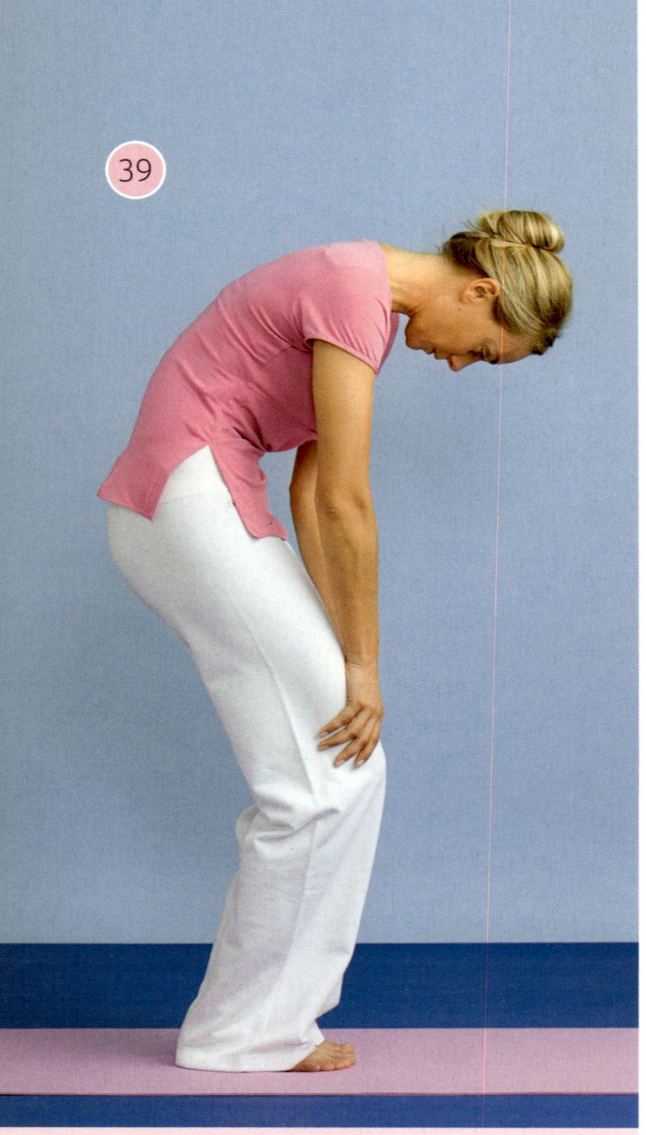

39

Übung 39

a| **Empfohlene Wiederholungen:**
sechsmal; pro Einatmung zehn
Ausatmungen; Steigerungen wie
bei Übung 37 möglich

b| **Empfohlene Ausführung:**
mittags oder abends vor dem Essen

ger der rechten Hand das rechte
Nasenloch.

2. Atmen Sie nun in kleinen Stößen über
das linke Nasenloch aus. Die Muskelarbeit im Bauch vollziehen Sie wie bei
Übung 37 (Step 2 und 3) beschrieben.
Stoßen Sie den Atem so lange aktiv
aus (etwa zehnmal), bis keine Luft
mehr ausfließen will.

3. Die passive, unwillkürlich tiefe Einatmung fließt durch beide Nasenlöcher.
Verschließen Sie nun das linke Nasenloch mit dem Daumen oder dem Zeigefinger der linken Hand und atmen
Sie wieder stoßweise aus.
Empfohlene Wiederholungen:
pro Nasenloch und pro Einatmung
zehn Ausatmungen; Steigerungen wie
bei Übung 37 möglich
Empfohlene Ausführung:
mittags vor dem Essen

Übung 39: Feueratmung im Stehen

**Kurbelt Stoffwechsel und Kalorien-
verbrauch stark an**

1. Stellen Sie sich aufrecht hin und spüren Sie die Atemwelle. Atmen Sie tief
ein und beugen Sie Ihren Oberkörper
leicht nach vorn.

2. Atmen Sie nun in kleinen Stößen über
die Nase aus. Die Muskelarbeit im
Bauch vollziehen Sie wie bei Übung
37 (siehe Seite 85) ausführlich beschrieben. Neigen Sie sich beim Ausat-

men weiter nach vorn, die Kniegelenke winkeln Sie etwas an. Stützen Sie sich mit den Händen auf den Oberschenkeln ab, um das Zwerchfell noch fester anzuspannen. Stoßen Sie den Atem so lange wie möglich aktiv aus.

3. Mit der passiven, unwillkürlich tiefen Einatmung richten Sie den Oberkörper dann wieder gerade auf.

Programm 14: Blasebalgatmungen

Wie der Blasebalg das Feuer in einer Schmiede anfacht, um Metall zum Schmelzen zu bringen, schüren die folgenden Übungen Ihre Verdauung zum Abschmelzen überflüssiger Pfunde an. Machen Sie sich mit der stoßartigen Atmung durch wenige Wiederholungen vertraut und spüren Sie die individuelle Wirkung, bevor Sie das Wiederholungsniveau steigern.

»Wie der Blasebalg eines Schmiedes sich dauernd weitet und verengt, so atmet der Yogi die Luft durch die Nase ein, langsam und unter Dehnung des Bauches. Dann atmet er mit der Kraft und dem Geräusch eines Blasebalgs wieder aus.«

Gheranda Samhita
(vedische Schrift)

Wenn Sie merken, dass Ihnen die Übungen guttun, steigern Sie die Atemzyklen.

Die willkürliche Beherrschung des Zwerchfells ist Voraussetzung für das gute Gelingen der Blasebalg-Atemübungen, da die Ausatmung gründlicher und die Einatmung aktiver wird.

Tipp: Stärken Sie so Ihre Bauchmuskeln: Setzen Sie sich auf den Boden und winkeln Sie die Beine an, die Füße sind stabil aufgestellt. Richten Sie sich auf, legen Sie die Hände an die Kniegelenke und neigen Sie sich mit geradem Rücken (!) nach hinten. Kurz vor dem »Umkippen« nach hinten atmen Sie tief ein, lassen die Knie los und halten die Position mit angespannten Bauchmuskeln für fünf Atemzüge oder länger. Mit rundem Rücken geht es zurück in die Ausgangsstellung. Wiederholen Sie die Übung noch zweimal oder öfter.

Übung 40: Blasebalg

Heizt das Verdauungsfeuer an

1. Setzen Sie sich auf eine Parkbank, einen Stuhl oder ein Sitzkissen. Richten Sie den Rücken gerade auf und führen Sie ein paar Mal die vollständige Atemwelle durch.

2. Nun atmen Sie tief ein und stoßen den Atem einmal kräftig über die Nase wieder aus. Beim Ausstoßen des Atems ziehen Sie den Bauchnabel etwas nach innen. Spannen Sie willentlich das Zwerchfell leicht an und spüren Sie die intensive Muskelkraft im Bauchraum.

Übung 40:

Bei der Blasebalgatmung folgt auf jede Einatmung eine Ausatmung in rascher Reihenfolge – das verbrennt Schlacken und Fett.

a| **Empfohlene Wiederholungen:**
20 Atemzyklen; Steigerungen auf 40 bis 60 Atemzyklen sind möglich; 60 Atemstöße in der Minute sollten nicht überschritten werden

b| **Empfohlene Ausführung:**
mittags vor dem Essen

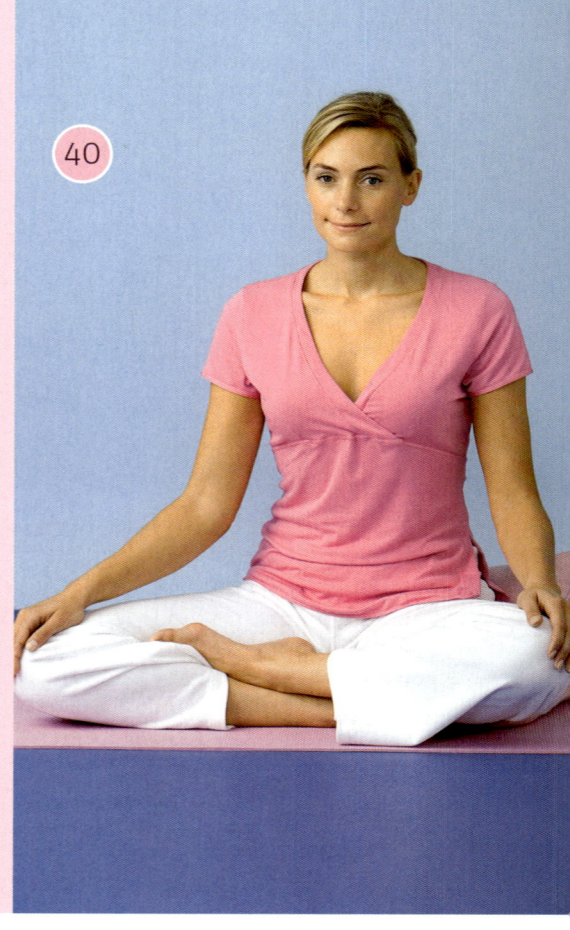

40

3. Atmen Sie über die Nase ein und stoßen Sie den Atem erneut geräuschvoll aus. Der Atemrhythmus ist rasch und intensiv. Stellen Sie sich vor, mit jeder kraftvollen Ausatmung ein Feuer, Ihr Verdauungsfeuer anzufachen.

a| **Empfohlene Wiederholungen:**
20 Atemzyklen; Steigerungen auf 40 bis 60 Atemzyklen sind möglich; 60 Atemstöße in der Minute sollten nicht überschritten werden

b| **Empfohlene Ausführung:**
mittags vor dem Essen

Übung 41:
Blasebalg mit einem Nasenloch

Verbrennt Schlacken und Fett

1. Setzen Sie sich aufrecht hin und vollziehen Sie für einige Atemzüge die vollständige Atemwelle als normale Atmung.

2. Verschließen Sie das rechte Nasenloch mit dem Daumen, atmen Sie möglichst kräftig über das linke Nasen-

loch ein und verschließen Sie es. Öffnen Sie den rechten Nasengang und stoßen Sie den Atem kräftig aus. Ziehen Sie dabei die Bauchmuskeln und das Zwerchfell ein.

3. Atmen Sie dann über rechts wieder ein, blasebalgartig über links aus und so weiter.

Übung 42:
Blasebalg mit Versiegelung

Vervielfacht den Energiefluss im Bauch- und Beckenraum

1. Setzen Sie sich aufrecht hin und spüren Sie Ihre tiefe Atemwelle.

2. Nun führen Sie die Blasebalgatmung (siehe Seite 87) in Kombination mit dem Wurzelsiegel (siehe Seite 83) durch. Das heißt, Sie atmen kräftig ein und stoßen den Atem ebenso kräftig über die Nase wieder aus. Dabei ziehen Sie den Bauchnabel stark nach innen. Spannen Sie willentlich das Zwerchfell an und spüren Sie die intensive Muskelspannung im Bauchraum. Zusätzlich spannen Sie bei jeder Ausatmung das Wurzelsiegel im Beckenboden an und lösen es beim Einatmen.

3. Spüren Sie das Feuer im gesamten Bauch- und Beckenraum.

a| **Empfohlene Wiederholungen:**
20 Atemzyklen; Steigerungen auf 40 bis 60 Atemzyklen sind möglich;

60 Atemstöße in der Minute sollten nicht überschritten werden

b| **Empfohlene Ausführung:**
mittags vor dem Essen

Programm 15: Quirlatmungen

Mit diesem Programm nähern Sie sich der hohen Kunst der Körper- und Atembeherrschung, die einer intensiven Vorpraxis aller bisher beschriebenen Übungen bedarf. Die Übungen 43 und 44 sind Vorstufen des kompletten Nauli-Pranayama, was in etwa Quirlen oder Rühren bedeutet. Für die Quirlatmungen werden verschiedene Bauchmuskelschichten zur Unterstützung des Zwerchfells eingesetzt – und dies im rhythmischen Schlag eines Quirls, um die Eingeweide förmlich durchzurühren.

Die Bauchmuskeln kennenlernen

Machen Sie sich vor Beginn der Übungen mit Ihren vielschichtigen Bauchmuskeln gut vertraut. Spüren Sie den relativ geraden, strangförmigen Bauchmuskel, der vom Ende des Brustbeins hinunter über den Nabel zum Schambein läuft und bei trainierten Menschen als »Six-Pack« oder sogenannter Waschbrettbauch sichtbar wird. Bei den bisherigen Atemübungen wurde hauptsächlich diese gerade Bauchmuskulatur gestärkt. Um die Quirlatmungen durchzuführen, müssen Sie nun zusätzlich die schrägen, seitlichen Bauchmuskeln massiv einsetzen, was Ihnen ein komplett neues Körpergefühl vermittelt und die weichen

Übung 43:

Bei der Atmung mit Oberkörperdrehung atmen Sie rasch jeweils nach links und rechts aus und trainieren so neben der Atemkapazität auch die seitlichen Bauchmuskeln.

a| **Empfohlene Wiederholungen:**
20 Atemzyklen; Steigerungen auf 40 bis 60 Atemzyklen sind möglich; 60 Atemstöße in der Minute sollten nicht überschritten werden

b| **Empfohlene Ausführung:**
mittags vor dem Essen

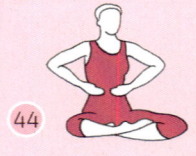

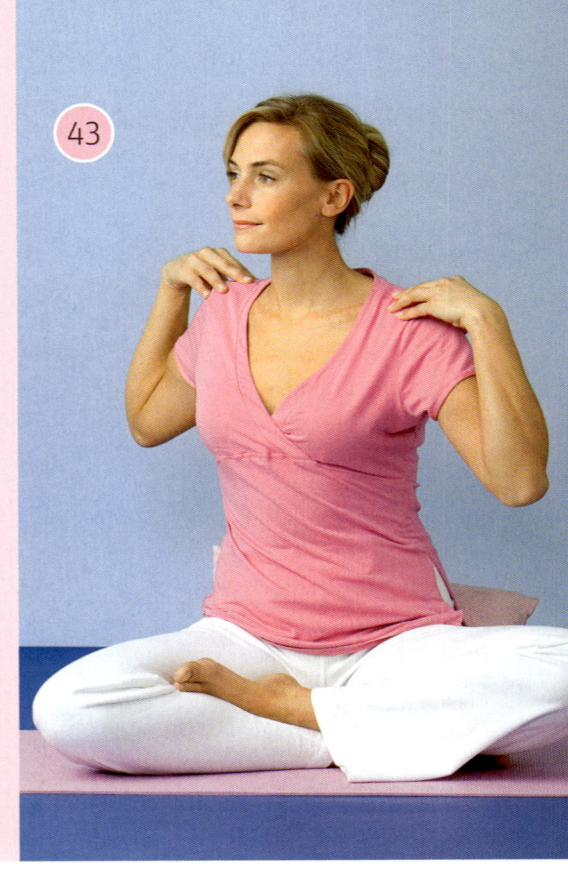

Organe im Bauchraum auf faszinierende Art und Weise durchwalkt. Verdauung und Verbrennung sowie der Gasaustausch in der Blutzirkulation werden extrem angeheizt. Muskelkater ist übrigens dabei nicht auszuschließen. Wenn Sie viel üben, werden Sie sicher bald ein Meister der Körperbeherrschung sein.

Tipp: Sie können die Quirlatmung (siehe Seite 91) erst einmal zu Hause in Rückenlage üben, um ein Gefühl dafür zu entwickeln. Mit einigem Training sind Sie dann in der Lage, diese effektive Atemübung auch sitzend, unterwegs oder im Büro, zu praktizieren.

Übung 43:
Atmung mit Oberkörperdrehung

Steigert Kreislauf und Grundumsatz

1. Setzen Sie sich aufrecht hin und sorgen Sie für ausreichende Bewegungsfreiheit des Oberkörpers. Spüren Sie tiefe Atemwellen mit Konzentration auf die Flankenatmung.

2. Winkeln Sie die Arme an und legen Sie Ihre Finger auf die jeweilige Schulter (siehe Foto).

3. Atmen Sie ein, und zur kräftigen Ausatmung drehen Sie Ihren Oberkörper rasch nach links. Einatmend kommen Sie zurück zur Mitte. Ausatmend drehen Sie sich schnell nach rechts.

4. Spüren Sie bei jeder Bewegung Ihre seitlichen Bauchmuskeln sowie die Flanken, die Sie kräftig ausblasen.
a| **Empfohlene Wiederholungen:** 20 Ausatmungen zu jeder Seite; Steigerung bis 60 möglich
b| **Empfohlene Ausführung:** mittags vor dem Essen

Übung 44: Atmung mit seitlichen Bauchmuskeln

Massiert die Verdauungsorgane

1. Setzen Sie sich aufrecht hin und spüren Sie tiefe Atemwellen mit Konzentration auf die Flankenatmung. Winkeln Sie die Arme an und legen Sie Ihre Hände auf die unteren Flanken, zwischen Hüften und Rippen (siehe Zeichnung Seite 90).

2. Atmen Sie ein.

3. Zur kräftigen Ausatmung ziehen Sie Ihre seitlichen Bauchmuskeln an beiden Flanken nach innen in Richtung Bauchraum. Die Hände drücken etwas nach, die Atembewegung wird jedoch von den Seitensträngen ausgeführt. Bauchnabel oder Zwerchfell werden nicht nach innen gezogen.

4. Der Atemrhythmus ist rasch.
a| **Empfohlene Wiederholungen:** 20 Atemzyklen oder mehr
b| **Empfohlene Ausführung:** mittags vor dem Essen

Übung 45: Quirlatmung

Heizt Verdauung und Kalorienverbrennung an

1. Setzen Sie sich aufrecht hin und spüren Sie tiefe Atemwellen mit Konzentration auf die Flankenatmung.

2. Atmen Sie ein und atmen Sie dann mit willkürlicher Anspannung der rechten seitlichen Bauchmuskeln stoßartig aus.

3. Atmen Sie wieder ein und atmen Sie nun mit willkürlicher Anspannung der linken seitlichen Bauchmuskeln stoßartig aus.

4. Bauchnabel und Zwerchfell werden bei dieser Übung nicht angespannt, sondern es wird nur mit Hilfe der seitlichen Bauchmuskeln ausgeatmet.
a| **Empfohlene Wiederholungen:** 20 Ausatmungen oder mehr auf jeder Seite
b| **Empfohlene Ausführung:** mittags vor dem Essen

Übungen am Abend: Körper und Geist reinigen

Die folgenden Atemübungen runden Ihren Tag auf angenehme Weise ab und helfen Ihnen, sich erneut auf das Wesentliche im Leben zu konzentrieren: Ihren Körper, Ihre Gesundheit und Ihren Atemrhythmus.
Mentale Belastungen führen unter Umständen zu körperlichen Blockaden, die den Energiefluss sowie den Stoffwechsel behindern. So schafft sich der Körper eine grobstoffliche Schutzhülle und futtert sich Kummerspeck an. Die Programme für den Abend unterstützen Sie nicht nur bei der Verarbeitung der Erlebnisse des Tages, sondern sie tragen auch dazu bei, dass Sie die zugeführte Nahrung besser verdauen.

»Ein wenig Pranayama, ein wenig Atembeobachtung, genügt schon, damit der Geist von anderen Tätigkeiten abgezogen und vom Atemfluss gehalten wird. Das bringt den Atem unter Kontrolle – und so auch den Geist.«

Ramana Maharishi

Die Übungen führen Sie in einen tieferen, gesünderen Schlaf, weil Sie eine mentale Reinigung erfahren. Ihr Gehirn darf endlich abschalten und braucht sich nun nachts nicht mehr so ausgiebig mit den unterdrückten Emotionen des Tages befassen. Ihr Organismus wird nach diesen Abendritualen leichter in die Regenerationsphase gleiten und seine Verdauungsarbeit in der Nacht optimieren.

Akzeptieren Sie sich wie Sie sind

Für eine wirkliche Veränderung des Körpers hin zu einem angemessen schlanken Äußeren ist es elementar, den Körper bis in jede Zelle zu spüren und nicht den Verstand regieren zu lassen. Nur wenn Sie jeden Quadratzentimeter von sich lieben und Ihren Körper akzeptieren, kann er sich verändern. Auf das, was Sie nicht lieben oder gar hassen, können Sie keinen positiven Einfluss nehmen, da die Mauer der Ablehnung zwischen Vorsatz und Veränderung steht. Erfahren Sie daher durch Atemübungen, weit weg vom Alltag, Ihr wahres Wesen und verbessern Sie so den feinstofflichen Energiefluss in Ihrem Körper. Der grobstoffliche Metabolismus (Stoffwechsel) Ihres Organismus wird dieser neuen Direktive automatisch folgen.

Programm 16: Körperharmonie

Lassen Sie sich nach Ihrem Tagwerk wieder zurückbringen zu sich selbst, zur Wahrnehmung des eigenen Körpers. Sie werden alle Anstrengungen und Erlebnisse der vergangenen Stunden mit diesen Atemübungen ablegen und in die Phase der Freizeit und Entspannung hinübergleiten.
Ham-Sa, die erste der drei Harmonie-Übungen, ist das Geräusch des Atems

und das natürlichste Sanskrit-Mantra, das uns das Universum vom Moment unserer Geburt an schenkt. Es bedeutet »Ich bin«. *Ham* ist der Klang der Einatmung, *Sa* der Klang der Ausatmung. Fühlen Sie mit der Atmung dieses Mantras Ihren Körper, woraufhin er Ihnen vermitteln wird, was er liebt, was ihm gut tut, aber auch was er nicht braucht. Mit der »Hüllenatmung« stärken Sie Ihre Vorstellungskraft, die hilft, unerwünschte Pfunde wirklich loszulassen. Die feinstoffliche Reinigung und Wahrnehmung Ihres Selbst findet mit der dritten Übung, der Prana-Atmung statt. Sie entlasten Ihren Körper und ernähren ihn mit universeller Lebensenergie (siehe Seite 25).

Tipp: Führen Sie die Dreiersequenz dieses Programms am besten gleich, wenn Sie nach Hause kommen, aus, beginnend mit Ham-Sa, einer Mantra-Atmung, die Körper, Geist und Seele wieder in Harmonie bringt.

Übung 46: Ham-Sa

Hilft Ihnen, sich selbst zu erfahren

1. Begeben Sie sich zu Ihrem Meditationsplatz und nehmen Sie eine sitzende Position ein. Beobachten Sie Ihren Atemfluss. Spüren Sie, wie Ihr Atemrhythmus langsamer und Ihr Geist ruhiger werden.

2. Hören Sie auf das Geräusch der Einatmung und der Ausatmung. Denken

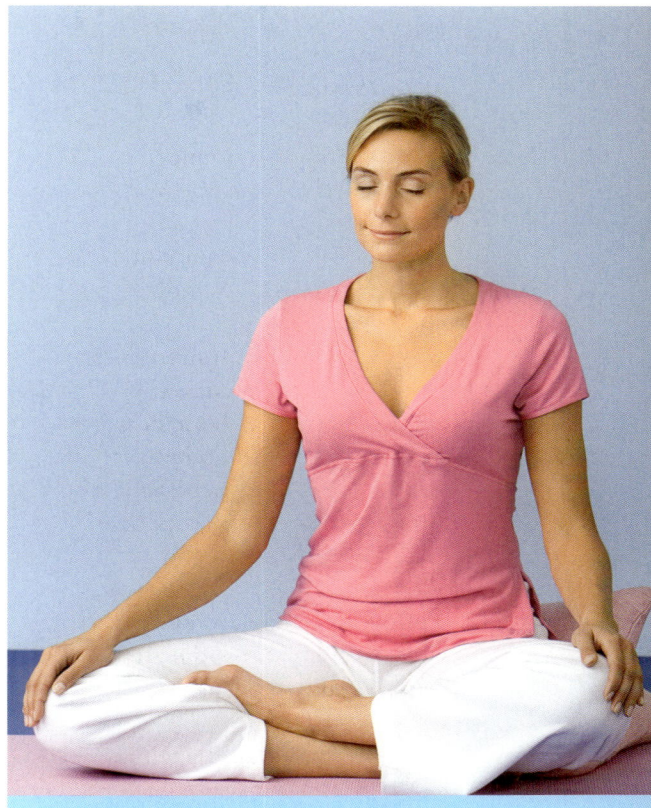

Meditation oder Atemübungen am Abend befreien von den Belastungen des Alltags.

Sie *Ham* beim Einatmen, und denken Sie *Sa* beim Ausatmen.

3. Fühlen Sie *Ham* beim Einatmen und fühlen Sie *Sa* beim Ausatmen.

4. Tönen Sie *Ham* beim Einatmen und tönen Sie *Sa* beim Ausatmen. Fließen Sie mit Ihrem Atem von der Außen-

welt in die innere, verborgene Welt der Freiheit.

a| **Empfohlene Übungszeit:**
etwa fünf Minuten

b| **Empfohlene Ausführung:**
während des Übergangs vom Tagwerk zur Freizeit

Übung 47: Hüllenatmung

Lässt die Pfunde schmelzen

1. Beobachten Sie im Meditationssitz weiter Ihren Atem. Spüren Sie Ihre Körperhülle, also die gesamte Haut. Atmen Sie gleichmäßig ein und aus, halten Sie die jeweilige Atempause.

2. Spüren Sie, wie sich die Haut Ihres Körpers beim Einatmen dehnt und beim Ausatmen zusammenzieht.

3. Konzentrieren Sie sich in jeder Atempause auf einen Körperteil, zunächst auf je ein Bein, dann auf Becken, Bauch, Rücken, Brustkorb, Arme, Schultern, Hals und Gesicht.

4. Bei jeder Ausatmung lassen Sie aus dem jeweiligen Körperteil alles Überflüssige wegschmelzen und zur Erde abfließen, die symbolisch alles in den Kreislauf des Universums zurückführt.

5. Stellen Sie sich vor, wie Ihre Silhouette schlanker wird. Geben Sie alles ab, was Sie nicht mehr benötigen.

a| **Empfohlene Übungszeit:**
etwa fünf Minuten

b| **Empfohlene Ausführung:**
während des Übergangs vom Tagwerk zur Freizeit

Übung 48: Prana-Atmung

Reinigt den feinstofflichen Körper

1. Beobachten Sie im Meditationssitz weiter Ihren Atem. Spüren Sie den an Ihre Körperhülle angrenzenden Äther. Nehmen Sie den Raum wahr, in dem Sie sich gerade befinden, die Welt und das Universum. Stellen Sie sich das Universum als eine unerschöpfliche Quelle reiner, feinstofflicher Energie vor.

2. Atmen Sie diese kosmische Energie des Prana ein. Atmen Sie die Lebensenergie zuerst über die Wurzel der Wirbelsäule, am Steißbein, ein. Lassen Sie den Prana-Atem die Wirbelsäule hinauf bis zum Kopf gleiten. Atmen Sie am Scheitel des Kopfes alle Blockaden und Lasten aus.

3. Verbinden Sie Ihre Wirbelsäule von der Wurzel bis hinauf zum Kopf mit dem feinstofflichen Energiestrom des Universums. Verstärken Sie die Wirkung der Prana-Atmung zusätzlich, indem Sie sich sagen »Ich bin rein und gesund«.

a| **Empfohlene Übungszeit:**
etwa fünf Minuten

b| **Empfohlene Ausführung:**
während des Übergangs vom Tagwerk zur Freizeit

Programm 17: Schwingungsatmungen

Die tönenden Atemübungen bringen eine positive Schwingung in Ihren Organismus und verhelfen zur Heilung. Ob die Heilung nun mentaler, feinstofflicher oder grobstofflicher Natur ist, sie ist in jedem Fall ganzheitlich und universell. Jeder Mensch kann einen tiefen Heilungsprozess für Seele und Körper in sich selbst bewirken.

Eine verbesserte Schwingung und damit eine wohlklingende Harmonie zwischen Körper, Geist und Seele ist ein prägnanter Schritt zur Veränderung der grobstofflichen Körperhülle. Die natürliche Eigenliebe wächst, und dadurch verstärkt sich auch die Fähigkeit zu seelisch-geistigen sowie körperlichen Veränderungen. Nur was gleichsam schwingt kann sich gemeinsam verändern. Die angestrebte Verbesserung des Stoffwechsels erfüllt sich automatisch mit der Umwandlung der inneren Schwingung.

Tipp: Sie können die Schwingungsatmungen auch nach den abendlichen Bewegungsübungen aus dem Kapitel »Atmen Sie sich in Schwung und werden Sie aktiv« (siehe Seite 106) ausführen. Betrachten Sie diese Übungen als Meditationsrituale, die Ihnen helfen, sich von allen Eindrücken und Reizen des Tages zu reinigen und so Ihre Mitte und Ihre innere Harmonie zu stärken. Besonders das heilige Mantra *Om* birgt Liebe, Leben und Heilung in sich.

Übung 49: M-Atmung

Bringt die Körperzellen in positive Vibration

1. Begeben Sie sich in eine Meditationshaltung, Ihr Rücken ist aufgerichtet. Atmen Sie tief ein und konzentrieren Sie sich auf den Bauchraum.

2. Beim Ausatmen tönen Sie mit vibrierenden, geschlossenen Lippen ein tiefes *M*. Atmen Sie wieder ein und tönen Sie ausatmend erneut auf *M*.

3. Spüren Sie der Wirkung nach und fühlen Sie die Vibration im Körper.

a| **Empfohlene Wiederholungen:**
   20 Atemzyklen
b| **Empfohlene Ausführung:**
   am Abend, auch kurz vor dem Schlafengehen

Übung 50: U-O-A-E-I-Atmung

Harmonisiert den feinstofflichen Energiefluss im Körper

1. In Meditationshaltung atmen Sie tief über die Atemwelle ein. Lassen Sie Ihre Ausatmung nun jeweils dreimal pro Vokal ausfließen.

2. Lenken Sie Ihren Atemfluss in den Beckenraum. Die Ausatmung steigt aus dem Beckenbereich mit einem tief klingenden *U* auf. Lassen Sie den Ton so lange fließen, bis die Ausatmung erschöpft ist.

Übung 51

Das Tönen des Mantras *OM* bewirkt eine harmonische Schwingung im Körper und eine tiefe feinstoffliche Heilung.

a| **Empfohlene Wiederholungen:**
dreimal ode mehr
b| **Empfohlene Ausführung:**
am Abend, auch kurz vor dem Schlafengehen

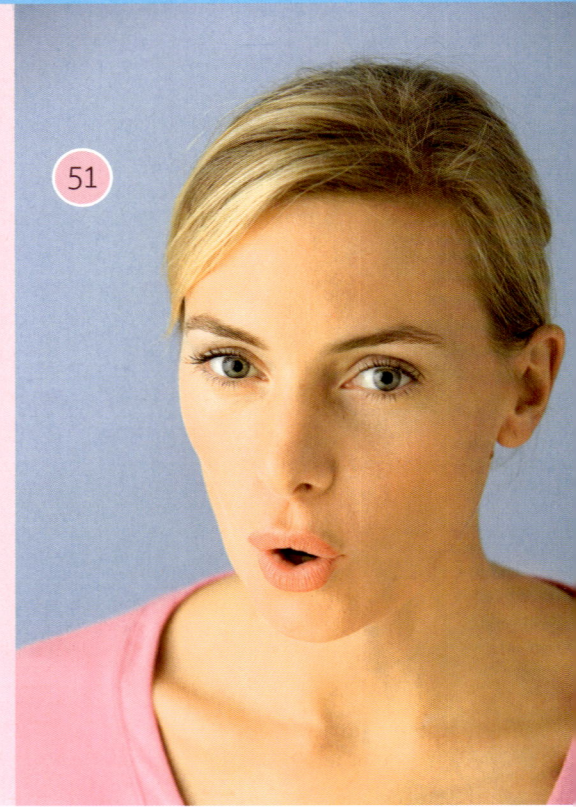

51

3. Nun konzentrieren Sie sich auf die Nabelgegend, auf den Solarplexus; atmen Sie tief ein und mit einem wohlklingenden *O* aus.

4. Anschließend gilt Ihre Aufmerksamkeit dem Herzbereich, von wo Sie ein sonores *A* dreimal ausfließen lassen.

5. Lenken Sie Ihre Konzentration und Ihren Atem nun zum Kehlkopf; die Ausatmung wird über ein helleres *E* entlassen.

6. Zum Abschluss tönen Sie noch dreimal ein hoch klingendes *I*, mit Konzentration auf die Mitte der Stirn.

Visualisieren und spüren Sie die verbesserte Energieumsetzung in Ihrem Körper.

a| **Empfohlene Wiederholungen:**
dreimal oder mehr
b| **Empfohlene Ausführung:**
am Abend, auch kurz vor dem Schlafengehen

Übung 51: OM-Atmung

Versetzt fein- und grobstoffliche Gewebe in Schwingung

1. Schließen Sie Ihre abendliche Atemmeditationsreihe mit dem Tönen des heiligsten Mantras *OM* ab.

2. Sie atmen tief in Wellenatmung ein. Konzentrieren Sie sich auf die Bauchmitte und legen Sie Ihre Handflächen dorthin.

3. Die Ausatmung lassen Sie über ein offenes, langes *O* mit abschließend gesummtem *M* ausfließen.

4. Verstärken Sie die positive Wirkung der Meditationsatmung durch die Affirmation »Mein Körper ist lebendig, aktiv und gesund«.

Programm 18: Regenerationsatmungen

Sie bereiten nun Ihre Nachruhe vor und führen die folgenden Atemübungen bereits im Bett aus. Die Nahrungsverwertung wird zur nächtlichen Haupt-Verdauungsphase nochmals angeregt und der Körper von möglichst allen Blockaden befreit. Der aktive Anteil des alles steuernden Nervensystems tritt zugunsten des regenerativen Anteils in den Hintergrund. Der Parasympathikus, der sogenannte Nachtnerv des vegetativen Nervensystems, übernimmt jetzt die Leitung und sorgt dafür, dass die Verdauungsorgane und Zellen ihre nächtliche Tätigkeit zur Verarbeitung der Nahrung auch wirklich erledigen.
Geleiten Sie Ihren Körper mit diesem Programm von der Tag-Aktivität in die Nacht-Regeneration und verhelfen Sie ihm so zu einer gründlichen Verdauung und einem erholsamen Schlaf. Atmen Sie sich schlank in den Schlaf.

Tipp: Für die Schnupperatmung, Übung 53, benötigen Sie ein naturreines, ätherisches Lavendel- oder Sandelholzöl. Ätherische Öle der verschiedensten Duftrichtungen können Sie übrigens in Bioläden, Reformhäusern oder Apotheken erwerben. Bitte achten Sie auf biologische Qualität und kaufen Sie keine chemischen oder »naturidentischen« Öle, die eventuell Kopfschmerzen verursachen könnten.

Übung 52: Feueratmung am Abend

Optimiert die nächtliche Verdauungsarbeit

1. Sie sitzen aufrecht auf einem Kissen im Bett. Atmen Sie dreimal über die Atemwelle sanft ein und aus.

2. Konzentrieren Sie sich wie im Mittagsprogramm (siehe ab Seite 83) auf den Zwerchfellmuskel. Atmen Sie mit fünf kräftigen Stößen aus; ziehen Sie bei jeder Ausatmung den Bauchnabel weiter nach innen.

3. Atmen Sie erneut über eine Atemwelle ein, dann wieder fünfmal aus.
a| **Empfohlene Wiederholungen:** fünfmal, je fünf Ausatmungen
b| **Empfohlene Ausführung:** vor dem Einschlafen

Übung 53

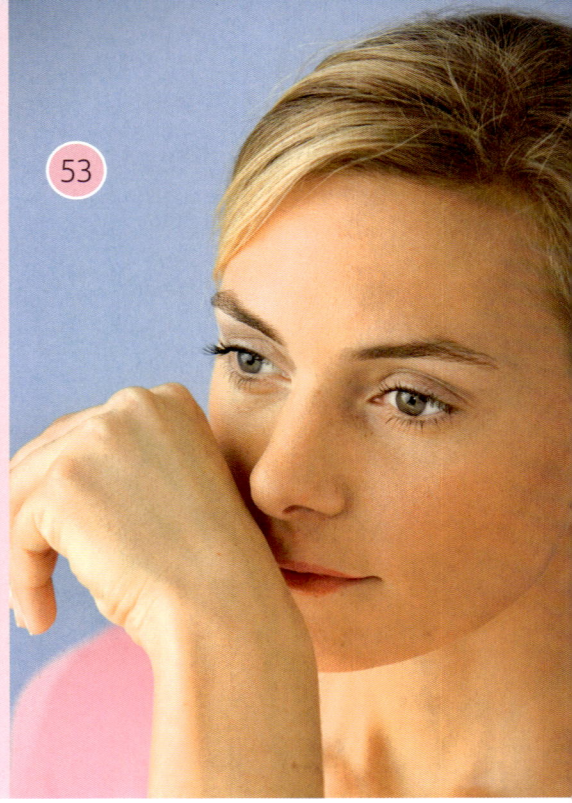

53

Bei der Schnupperatmung lassen Sie den durch die Nase aufgenommenen Duft eines beruhigenden ätherischen Öls über den Atem in den Körper fließen.

a| **Empfohlene Wiederholungen:**
 einmal pro Nasenloch
b| **Empfohlene Ausführung:**
 am Abend, auch kurz vor dem Schlafengehen

Übung 53: Schnupperatmung

Beruhigt das Nervensystem und aktiviert den Nachtnerv

1. Halten Sie ein Fläschchen ätherischen Lavendel- oder Sandelholzöls bereit. Atmen Sie dreimal über die Atemwelle sanft ein und aus.

2. Träufeln Sie ruhig atmend ein bis zwei Tropfen des Öls auf einen Ihrer Handrücken. Führen Sie diesen im Abstand von etwa zehn Zentimetern zum rechten Nasenloch. Schließen Sie die Augen und atmen Sie kräftig schnuppernd zehnmal ein.

3. Atmen Sie aus, führen Sie die Hand zum Nasenloch und wiederholen Sie hier die schnuppernde Atmung.

4. Legen Sie die Hand auf dem Oberschenkel ab; spüren Sie dem aufgenommenen Duft und seinem Fluss im Körper nach. Verweilen Sie in der Position, solange es Ihnen guttut.
a| **Empfohlene Wiederholungen:**
 zweimal, je zehn Einatmungen
b| **Empfohlene Ausführung:**
 vor dem Einschlafen

Übung 54: Kreuzatmung

Löst Blockaden und Sorgen

1. Legen Sie sich mit dem Rücken auf die Matratze. Bilden Sie mit Ihrem Körper ein Kreuz, das heißt, die Arme werden in Schulterhöhe zum Querbalken ausgebreitet; die Handflächen zeigen nach oben. Die eng zusammen liegenden Beine mit Rumpf und Kopf bilden den Längsbalken.

2. Sie atmen über die Nase ein und lenken den Atem über den Längsbalken zu den Füßen. An den Fußsohlen fließt der Atem heraus. Über die Füße atmen Sie wieder ein und über den Kopfraum aus. Wiederholen Sie dies zirka zehnmal.

3. Anschließend konzentrieren Sie sich auf den Querbalken und atmen über die rechte Handfläche ein. Lenken Sie den Atem quer durch den Körper bis zur linken Handfläche und atmen Sie dort aus. Lassen Sie die Atemluft entlang der Querachse von links nach rechts und von rechts nach links gleiten, etwa zehnmal.

4. Atmen Sie aus. Über Kopf, Handflächen und Fußsohlen fließt die Einatmung jetzt zur Brustmitte, zum Kreuzungspunkt der Balken. Atmen Sie in der Kreuzmitte aus; wiederholen Sie dies etwa zehnmal.

5. Tönen Sie zum Abschluss das Mantra *OM*. Danken Sie Ihrem Körper, lächeln Sie sich selbst liebevoll zu und gleiten Sie mit einem Lächeln auf den Lippen in einen beschützten Schlaf.

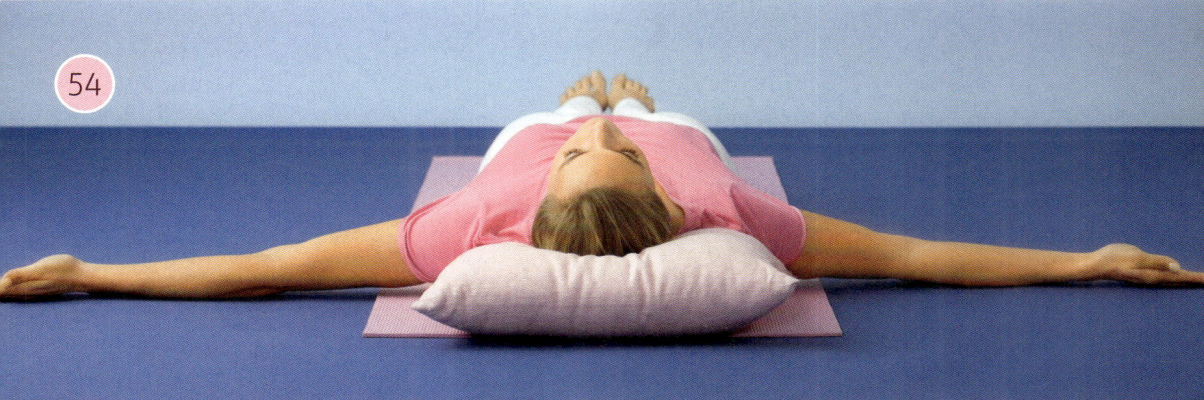

54

Übung 54

a| **Empfohlene Wiederholungen:** je zehn Atemzyklen oder mehr
b| **Empfohlene Ausführung:** vor dem Einschlafen

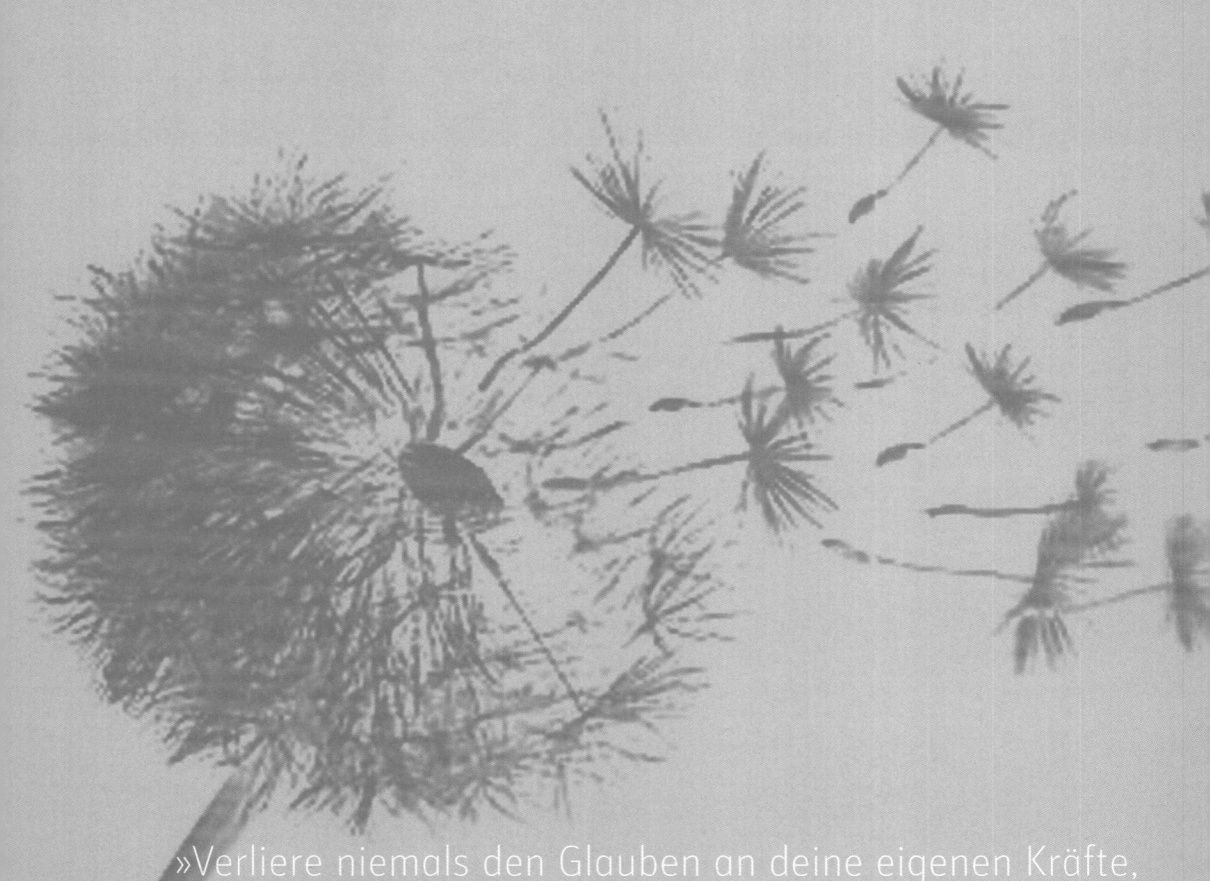

»Verliere niemals den Glauben an deine eigenen Kräfte,
und du kannst alles in diesem Weltall tun.
Werde nicht schwach. Alle Kraft ist dein!«

Vivekananda

Ins
Gleichgewicht
kommen

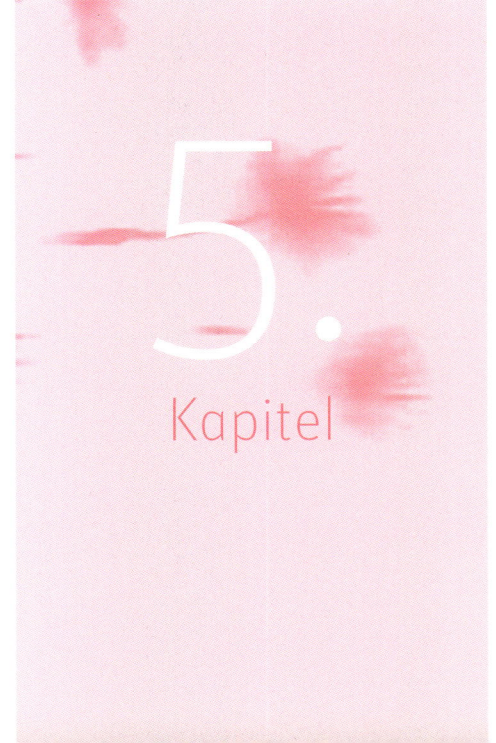

5.

Kapitel

Atmen Sie sich in Schwung und werden Sie aktiv

Der Mensch will und muss sich bewegen. Sein Körper ist darauf ausgelegt, aktiv und mobil zu sein, die Welt zu entdecken. Der Mensch ist ein ganz erstaunliches Wesen auf zwei Beinen und eine einzigartige Schöpfung. Sein Skelett, das Zusammenspiel seiner Gelenke und Muskeln, stellt einen funktionstüchtigen Bewegungsapparat dar, der in modernen Zeiten leider mehr zum Sitzen als zur Fortbewegung genutzt wird: zum stundenlangen Sitzen am Schreibtisch, meist vor dem Computer, zum Sitzen im Auto und auf der Couch.

Mobilisieren Sie Ihren Bewegungsapparat

Das fast ununterbrochene Sitzen tut jedoch dem zur Bewegung geschaffenen menschlichen Körper nicht sonderlich gut. Die Muskulatur erschlafft durch Mangelnutzung, die Gelenke und die Wirbelsäule werden steif, die Knochenstruktur erfährt nicht genügend Belastung, um elastisch zu bleiben, und der gesamte Stoffwechsel des Organismus ist herabgesetzt. Bewegung als Ausgleich zum Alltag ist daher dringend notwendig. Doch fällt es manchen Menschen schwer, eine sportliche Aktivität in ihr Leben zu integrieren. Zeitmangel, Müdigkeit oder generelle Erschöpfung sind beliebte Argumente gegen Bewegung.

Nehmen Sie sich Zeit für körperliche Aktivitäten

Über den Faktor Zeit haben Sie schon auf Seite 20 einiges gelesen. Acht Stunden Arbeit stehen jeweils acht Stunden Freizeit und acht Stunden Schlaf gegenüber. In einem solchen Tagesablauf bleibt eigentlich genügend Zeit für Bewegung. Überlegen Sie einmal, was Sie eigentlich müde macht und für Erschöpfung sorgt. Ist es die körperliche Arbeit im Alltag oder sind es doch eher die geistigen Anforderungen? Wovon müssen Sie sich während Ihrer Freizeit eigentlich ausruhen? Von der körperlichen Anstrengung? Wenn anhaltende Konzentration und mentaler Stress die Ursachen für körperliche Erschöpfung sind, ist dies ein stichhaltiges Argument für eine einfache, grundlegende Lebensumstellung, in der auch die Physiologie des Körpers, also seine ganz normalen Lebensvorgänge und Funktionen, zu ihrem Recht kommen.

»So du zerstreut bist, lerne auf deinen Atem zu achten.«
Siddharta Gautama,
genannt Buddha

Der Bewegungsapparat wünscht, wie der Name schon sagt, Bewegung und damit Kraftaufwand und Energieverbrennung für seine Gesundheit. Ohne einen angemessenen Ausgleich zu den intellektuellen Anforderungen an den Körper dreht sich die Spirale der geistigen und nur scheinbar körperlichen Erschöpfung ohne Halt weiter; sie wird schneller und spitzt sich gegebenenfalls bis zum totalen Ausbrennen zu. Der Mensch meint, körperlich völlig fertig zu sein, ist aber lediglich geistig gänzlich ausgelaugt.

Der Lethargie entrinnen

Eine ausgeglichene Bilanz zwischen den intellektuellen Herausforderungen des Arbeitslebens und den Aktivitätsansprüchen des Körpers zu schaffen, also den inneren Schweinehund zu besiegen, ist gar nicht so schwierig. Aktivität beginnt damit, den Körper wieder bewusst zu spüren, in Meditation sich und den Organismus wahrzunehmen, tief zu

atmen, sich gezielt zu ernähren und jeden Tag ein kleines Bewegungsprogramm zu absolvieren.

Tägliche Bewegung

Treppensteigen, Spazierengehen, Radfahren, Walking, Schwimmen oder ein bisschen Yoga sind kleine Bewegungseinheiten, die jedem Menschen ohne viel Aufwand möglich sind.

Anstatt auch noch die Freizeit ebenso wie den beruflichen Alltag in körperlicher Mattigkeit zu verbringen, sollten Sie erst mit einigen Körperübungen in häuslicher Umgebung beginnen, um der Lethargie zu entkommen. Ein bisschen zwanglose Bewegung jeden Tag verändert das Leben positiv und macht gesund. Die aufkommende Freude an Bewegung animiert Sie zu noch mehr sportlichen Aktivitäten. Den Körper zu spüren heißt zu wissen, was das Beste für ihn ist.

Wer sich bewegt, atmet tiefer und intensiver

Aktive Bewegung erfordert automatisch eine tiefere Ein- und Ausatmung. Sie kurbelt damit den Energieumsatz im Organismus an. Der Austausch der Gase Sauerstoff und Kohlendioxid wird unter körperlicher Aktivität intensiviert, zusätzlich werden überschüssiges Fett verbrannt und die Muskeln aufgebaut, was die allgemeine Körperhaltung verbessert.

Die meisten orthopädischen Beschwerden und Erkrankungen des Bewegungsapparates sind in der Mangelnutzung der Muskulatur begründet. Die Knochen des Skeletts – eigentlich nur für Formgebung und Fortbewegung zuständig – übernehmen bei sitzender Lebensweise die Aufrichtung des Körpers, was aber ursprünglich die Aufgabe der Muskulatur ist. Durch spärliche Bewegungen sind die Skelettmuskeln nur unzureichend ausgebildet und besonders im Rücken- und Gesäßbereich verhärtet und steif. Denn durch einen Mangel an Aktivität werden sie nicht gut genug durchblutet, die Muskelzellen bekommen zu wenig Sauerstoff und Energie zugeführt.

Bewusstes Ausatmen

Damit Sie das optimale Körpergefühl wieder erlernen und erleben dürfen ist es hilfreich, bei jeder Bewegung in Alltag und Freizeit ganz bewusst auszuatmen. Die Einatmung verbessert sich automatisch, wenn Sie gründlicher ausatmen.

Probieren Sie es gleich aus: Beim Lesen dieses Textes, beim Geschirrspülen oder auf dem Weg zum Kopierer im Büro atmen Sie künftig doppelt so lang aus, wie Sie einatmen. Zählen Sie leise mit.

Ideal: kombiniertes Atem- und Bewegungsprogramm

Über Jahre hinweg angewöhnte Fehlhaltungen wie beispielsweise ein Hohlkreuz, eine gekrümmte Brustwirbelsäule, eine einseitig erhobene Schulter oder eine Kopffehlstellung verstärken den Verhärtungsprozess zusätzlich, der wiederum die Atemintensität mindert. Eine Sackgasse, aus der nur ein kombiniertes Atem- und Bewegungsprogramm, bei Bedarf mit fachlicher Hilfe, einen gangbaren Ausweg darstellt.

Jegliche sportliche Aktivität fällt leichter und macht wesentlich mehr Spaß mit einem gut trainierten Lungenvolumen.

Die intensive Verbindung zwischen Atmung und Bewegung ist eine heilsame, tiefgehende Erfahrung. Sie bringt die ersehnte Körperharmonie, die den Menschen heute anscheinend abhandengekommen ist. Der bewusste Atem stellt die elementare Verbindung zwischen der Außenwelt und dem Körper mit seinen Organen bis hin zu den Zellen und den dort stattfindenden Stoffwechselprozessen dar.

Reinigung durch Atemübungen

Zum ausgeklügelten Trainingsprogramm eines Leistungssportlers gehören Atemübungen. Extremtieftaucher und Wellenreiter kennen die Pranayama-

Lehre sehr wohl, auch wenn sie diese nicht beim Namen nennen. Sobald ausgiebig Sauerstoff zur inneren Atmung des Körpers zur Verfügung steht, wird viel Brennstoff des Körpers produziert. Der Körper ist dann erstaunlich leistungsfähig und verbraucht viele Kalorien, was beim Sitzen am Schreibtisch allerdings nicht der Fall ist. Wenn Sie bei körperlicher Bewegung zusätzlich Ihre Ausatmung verstärken, so treiben Sie damit das schlackenreiche Kohlendioxid aus Ihrem Organismus und reinigen diesen gründlich.

Ein bisschen Yoga

Die Atemübungen der vorhergehenden Kapitel haben Sie mit den ursprünglichen Kapazitäten Ihrer Lungen vertraut gemacht. Sie sind nun kein »Alltagsatmer« mehr, sondern ein bewusst atmender Mensch. Warum also sollten Sie nicht auch noch bestimmte Körperübungen mit dem Rhythmus des heilsamen, natürlichen Atmens verbinden?

»Gleichgewicht, Balance und Harmonie in jeder Situation, möge sie günstig oder ungünstig sein, dies ist als Yoga bekannt.«
Bhagavad Gita

Die nachstehenden Bewegungsabfolgen stellen einen kleinen Teilbereich des Yoga dar, den jeder Mensch einfach erlernen und ohne viel Aufwand ausfüh-

ren kann. Sie intensivieren dabei Ihren Atemrhythmus und heizen die Kalorienverbrennung an. Der tiefe Atemfluss während der Bewegungen verbessert den Gasaustausch, optimiert die Entschlackung des Körpers und treibt den Stoffwechsel an.

Bewegen Sie sich möglichst jeden Tag

Sie können die Bewegungsatmungen zusätzlich in Ihr tägliches Atemprogramm integrieren oder ein- bis zweimal wöchentlich, jeweils nach den Atemübungen praktizieren. Es ist besser, sich jeden Tag ein wenig zu bewegen, als am Wochenende dann alles nachholen zu wollen und zu viel Sport auf einmal zu treiben. Suchen und finden Sie Ihren ganz persönlichen Weg, um körperlich in die Balance zu kommen. Leistung, Gewichtsreduktion, Bewegungsmotivation und Regenerationsphasen sollen sich dabei immer die Waage halten, denn all das ist für ein glückliches, zufriedenes Leben wichtig.

Die Seele sprechen lassen

Mit wachsender Harmonie zwischen Körper, Geist und Seele werden Sie erspüren können, was wann und in welcher Form für Sie richtig ist. Ignorieren Sie einfach die sehr subjektive Meinung Ihres inneren Schweinehundes, der Ihnen vermutlich Steine in den Weg legen möchte. Ihr Körper, Ihr Verstand und Ihre Seele haben verschiedene

Bedürfnisse. Letztere weiß genau, was das Beste für Sie ist. Hören Sie daher auf die Stimme Ihrer Seele!

Keine Überforderung!

Probieren Sie einfach aus, was für Sie in Ihrem individuellen Alltag machbar ist. Beachten Sie dabei aber immer Ihre ganz persönlichen körperlichen Konditions- und Dehnungsgrenzen und respektieren Sie diese auch.

Einzelne Bewegungsatmungen

Sie können diese Übungen in Ihrem Alltag immer wieder praktizieren. Sie geben Ihrem Organismus neue Energie und befreien ihn von Schadstoffen, die sich während der körperlich aktiven Zeit des Tages ansammeln. Machen Sie sich mit den Übungen Stück für Stück vertraut. Nehmen Sie aufmerksam wahr, was die Praxis der Bewegungsatmungen an Ihrem Körper bewirkt. Dank dieser Erfahrung können Sie die Übungen später dann sofort einsetzen, wenn es notwendig ist.

Führen Sie die nachfolgenden Bewegungsatmungen entweder in Folge hintereinander oder auch separat durch. Sie stellen eine sinnvolle und wichtige Ergänzung Ihres täglichen Programms »Atmen Sie sich schlank und werden Sie fit« (siehe Seite 76) dar.

Tipp: Begleiten Sie jede Übung mit einer ganz bewussten Ein- und Ausatmung. So erweitern Sie zusätzlich Ihre Atemkapazität, fördern den Metabolismus und trainieren Ihre Muskulatur. Falls Sie die Bewegungen zum Stoffwechselantrieb schneller machen wollen, minimieren Sie einfach den Zählrhythmus.

Übung 55: Engel

Weitet das Herz, trainiert Rücken-, Brust- und Armmuskeln

1. Stellen Sie sich aufrecht hin; die Übung ist auch im Sitzen möglich, im Stehen allerdings effektiver.

2. Atmen Sie einmal über die Atemwelle ein, halten Sie die Atempause und atmen Sie wellenförmig wieder aus.

3. Einatmend heben Sie die Arme seitlich ausgestreckt auf Schulterhöhe, die Handflächen zeigen nach vorn. Halten Sie die Atempause in dieser Position. Ausatmend führen Sie die Arme in Schulterhöhe nach vorn, neigen den Kopf zum Brustbein, runden den Nacken und die Brustwirbelsäule (siehe Foto Seite 107).

4. Einatmend rollen Sie den Kopf wieder auf, breiten die Arme mit aufgerichtetem Rücken erneut aus und weiten den Brustkorb.

5. Halten Sie die Atempause und beginnen Sie von vorn.

Übung 56: Berg

Festigt die Körperhaltung, trainiert Beine, Schultern und Arme

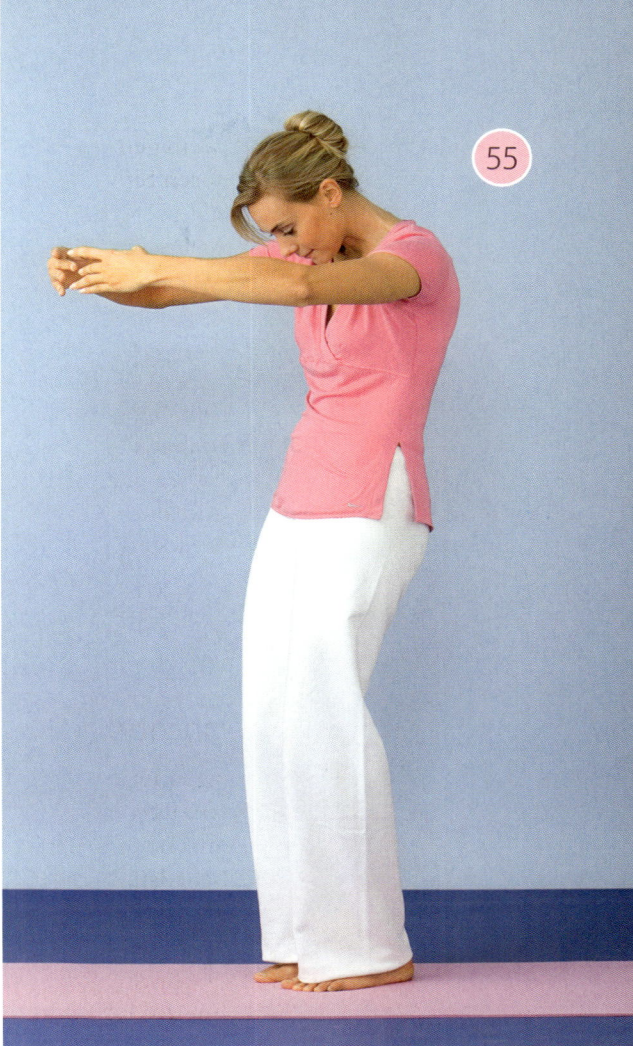

1. Stellen Sie sich aufrecht hin, spüren Sie Ihre Füße; die Gesäß- und Bauchmuskeln sind leicht angespannt, die Arme und Hände hängen locker seitlich vom Körper.

2. Atmen Sie über die Atemwelle ein, führen Sie die Arme gestreckt über den Kopf und legen Sie die Handflächen aneinander. In der Atempause wenden Sie die Handflächen nach außen und legen nun die Handrücken aneinander.

3. Ausatmend drücken Sie kräftig, als würden Sie Schlamm beseitigen wollen, die Arme wieder nach unten. Halten Sie die Atemleere und beginnen Sie mit der Bewegungsatmung von vorn.

a| **Empfohlener Atemrhythmus:** jeweils bis sechs zählend einatmen, die Atempause halten, ausatmen und in der Atemleere bleiben; Minimierung auf drei Zähltakte möglich

b| **Empfohlene Wiederholungen:** zwölf Atemzyklen

Übung 55

a| **Empfohlener Atemrhythmus:** jeweils bis sechs zählend einatmen, die Atempause halten, ausatmen und in der Atemleere bleiben; Minimierung auf drei Zähltakte möglich

b| **Empfohlene Wiederholungen:** zwölf Atemzyklen

Übung 57: Grashüpfer

Regt die Verdauung an, trainiert den Gleichgewichtssinn – bitte nicht ausführen bei Knie- oder Hüftproblemen!

1. Stellen Sie sich im aufrechten Stand hin, die Füße sind hüftbreit auseinander, die Arme hängen seitlich vom Körper herab.

2. Atmen Sie tief ein und breiten Sie die Arme seitlich in Schulterhöhe aus. Halten Sie die Atempause.

3. Ausatmend gehen Sie mit ausgebreiteten Armen in die Hocke. Führen Sie die Arme nun gestreckt nach vorne und halten Sie die Atemleere.

4. Einatmend strecken Sie die Arme über den Kopf und kommen aus der Hocke zurück zum Stehen. Halten Sie die Atempause.

5. Ausatmend lassen Sie die Arme seitlich absinken und halten die Atemleere. Nun fahren Sie fort wie ab Step 2, Sie atmen also wieder tief ein, breiten die Arme aus …

a| **Empfohlener Atemrhythmus:**
jeweils bis sechs zählend einatmen, die Atempause halten, ausatmen und in der Atemleere bleiben; Minimierung auf drei Zähltakte möglich

b| **Empfohlene Wiederholungen:**
sechs bis 24 Hockhaltungen und wieder hoch

Übung 58: Pendel

Regt Leber, Milz und Nieren an, dehnt die Rumpfmuskulatur

1. Knien Sie sich auf den Boden und setzen Sie sich auf Ihre Fersen. Verlagern Sie das Gesäß nach rechts, sodass sich die Beine links von Ihrem Körper befinden.

2. Heben Sie die Arme an und legen Sie die Handflächen über dem Kopf aneinander. Atmen Sie tief ein.

3. Neigen Sie kurz ausatmend Oberkörper, Kopf und Arme etwas nach links. Mit jedem kurzen Ausatmungsstoß neigen Sie sich weiter nach links. Pendeln Sie so weit nach unten, wie Ihre Ausatmungskapazität reicht und der Körper dehnbar ist.

4. Einatmend richten Sie den Oberkörper mit den Armen nun langsam wieder auf.

5. Setzen Sie sich wieder auf die Fersen und wechseln Sie die Position, verlagern Sie das Gesäß nach links, die Beine nach rechts.

6. Führen Sie die Übung ab Step 2 nach rechts neigend fort.

a| **Empfohlener Atemrhythmus:**
eine Einatmung mit zirka zwölf Ausatmungen

b| **Empfohlene Wiederholungen:**
dreimal oder öfter zu jeder Seite

Übung 59: Der Tänzer

Regt die Hormondrüsen an und fördert den Gleichgewichtssinn

1. Stellen Sie sich aufrecht hin, die Füße stehen zirka 30 Zentimeter auseinander; spüren Sie den Boden unter Ihren Fußsohlen und blicken Sie fest auf einen Punkt in Augenhöhe. Atmen Sie aus.

2. Heben Sie einatmend das linke Bein angewinkelt an und halten Sie den linken Fuß schwebend in Höhe der linken Kniescheibe. Knie und Oberschenkel zeigen nach links (siehe Foto). Halten Sie die Balance beim Ausatmen.

3. Führen Sie nun einatmend die Hände in Brusthöhe und legen Sie die Handflächen ausatmend aneinander. Verweilen Sie in der Balance.

4. Einatmend führen Sie die Hände über den Kopf und halten die Atempause (siehe Zeichnung).

5. Ausatmend bringen Sie die Arme seitlich nach unten. Einatmend stellen Sie langsam den linken Fuß wieder auf den Boden; atmen Sie aus und halten Sie die Atemleere.

6. Führen Sie die Übung erneut in gleicher Bewegungs- und Atmungsweise aus, bei Step 2 heben Sie diesmal das rechte Bein.

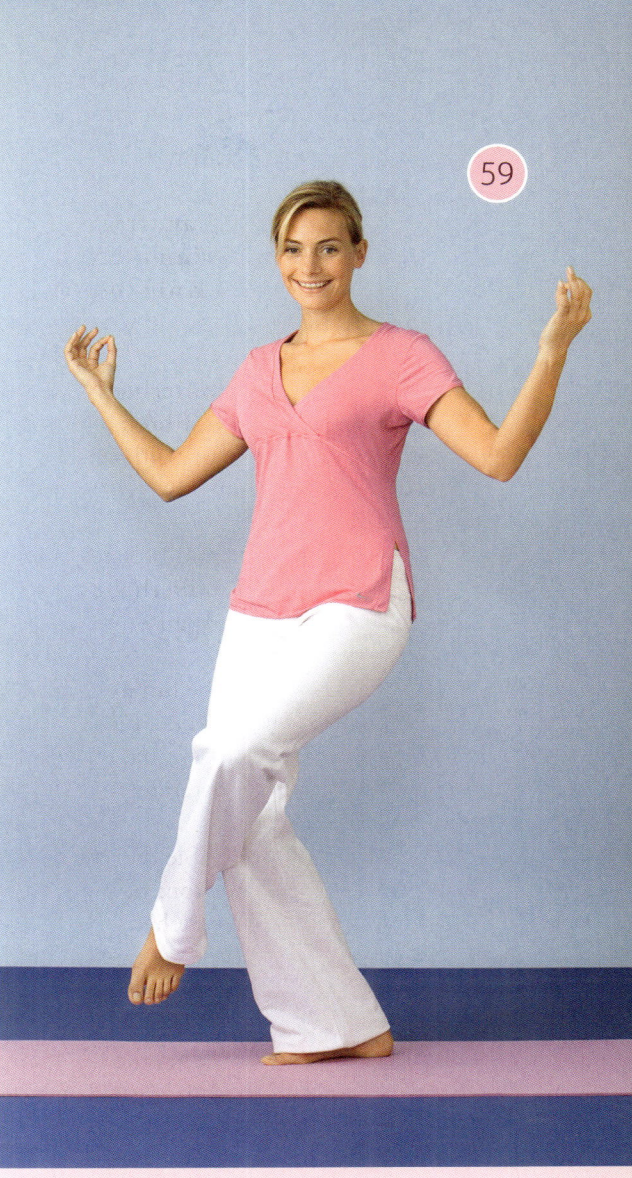

59

Übung 59

a| **Empfohlener Atemrhythmus:**
bei jeder Ein- und Ausatmung bis sechs oder mehr zählen
b| **Empfohlene Wiederholungen:**
fünfmal zu jeder Seite

Bewegung und Atmung als Welle

Die nun folgenden Bewegungen sind einzelne Yogapositionen, die Sie aneinanderreihen und fließend miteinander verbinden. Sie basieren auf der wohl bekanntesten Übungsabfolge des Yoga, dem »Sonnengruß«. Die ineinander übergehenden Bewegungen helfen, Herz und Kreislauf zu trainieren sowie das Hormonsystem in Schwung zu bringen. Hormone sind biochemische Botenstoffe des Körpers, die – in Ergänzung zum Nervensystem – die Aktivitäten der Organe steuern und den Organismus vital und jung erhalten. Jede medikamentöse Hormonzufuhr stellt einen unnatürlichen chemischen Eingriff in dieses fein abgestimmte System dar. Die Praktiken des Yoga allerdings unterstützen auf natürliche Weise intensiv jede einzelne Hormondrüse für eine lebenslange und reichhaltige Hormonausschüttung.

Langsam beginnen, dann steigern

Die nachstehenden Bewegungsabfolgen sind aufgrund ihres fließenden Charakters besonders dazu geeignet, den Organismus in Schwung zu bringen, die Atmung, den Kreislauf und die Hormondrüsen anzuregen und damit den Kalorienverbrauch zu erhöhen. Führen Sie die Bewegungen achtsam und jede einzelne Position korrekt aus. Nach einigen Wochen wird das Tempo automatisch schneller, wodurch Sie Ihren Stoffwechsel noch stärker ankurbeln.

Unterstützen Sie den Bewegungsablauf durch eine tiefe Atmung – jedoch ohne dabei zu hecheln oder außer Puste zu geraten. Versuchen Sie, sich an die angegebenen Atemzyklen zu halten. Sollte Ihnen dies anfänglich nicht gelingen, atmen Sie so, wie Ihr Körper es wünscht und konzentrieren Sie sich auf die Bewegungsabläufe. Bitte verwenden Sie zur Sicherheit eine rutschfeste Yogamatte als Unterlage.

Übung 60: Der Körper als Welle

Macht den Rücken geschmeidig, regt die Durchblutung an

1. Am hinteren Ende der Yogamatte setzen Sie sich auf Ihre Fersen in den sogenannten Fersensitz und legen die Handflächen aneinander vor die Brust (siehe Zeichnung links).

2. Lösen Sie einatmend die Hände, führen Sie Kopf, Arme und Oberkörper nach vorn und unten, das Gesäß weit nach hinten (siehe Zeichnung Mitte); schieben Sie den Rumpf ausatmend wie eine Welle flach entlang der Matte zur Erde und strecken Sie Arme und Beine lang aus.

3. In der Bauchlage führen Sie fließend die Arme seitlich nach hinten, heben einatmend Kopf, Schultern und Brustbein gleichzeitig an, ähnlich einer Schwimmbewegung, wobei die Beine jedoch gestreckt am Boden bleiben (siehe Zeichnung rechts).

4. Ausatmend begeben Sie sich wieder in Bauchlage, führen die Hände unter die Schultern, stützen sich ab und rollen den Oberkörper mit rundem Rücken einatmend auf; nun kommen Sie zurück in den Fersensitz und legen ausatmend die Handflächen wieder aneinander.

5. Beginnen Sie die fließende Bewegungswelle wieder mit Step 2.
a| **Empfohlene Übungszeit:** morgens, vor Beginn des Alltags
b| **Empfohlene Geschwindigkeit:** sanft, aber beständig fließend
c| **Empfohlene Wiederholungen:** den kompletten Bewegungszyklus zwölfmal oder öfter wiederholen

Übung 61: Begrüßung der Morgenröte

Macht munter, regt alle Hormondrüsen an

1. Stellen Sie sich aufrecht hin, Gesäß und Bauch sind angespannt; legen Sie

die Hände vor der Brust aneinander. Heben Sie einatmend die Arme an. Halten Sie die Atempause und neigen Sie sich ausatmend nach unten.

2. Atmen Sie ein; während der Atempause legen Sie die Unterarme hinter die Unterschenkel; ziehen Sie den Oberkörper ausatmend näher zu den Beinen.

3. Atmen Sie ein und lösen Sie die Arme von den Beinen; während der Atempause führen Sie die Hände als Stütze zur Erde; ausatmend stellen Sie Ihr rechtes Bein weit nach hinten und führen das rechte Knie zur Erde.

4. Richten Sie den Oberkörper auf; einatmend breiten Sie die Arme seitlich aus und blicken während der Atempause nach vorn.

5. Ausatmend neigen Sie sich wieder nach vorn und stützen die Hände am Boden ab. Einatmend heben Sie das Gesäß an, während der Atempause

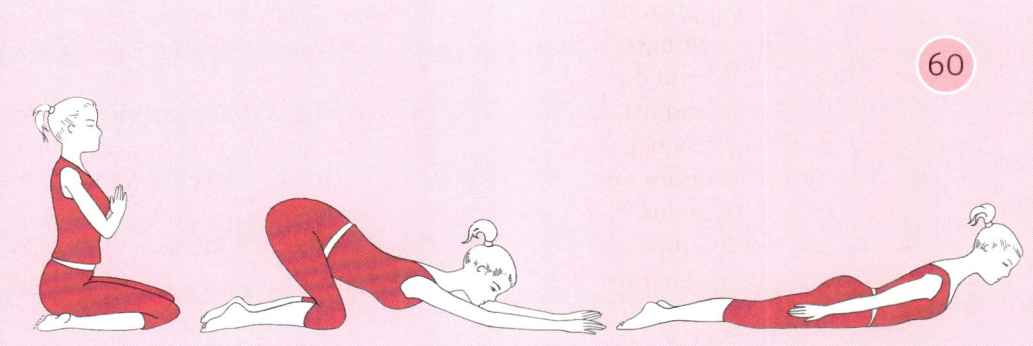

60

führen Sie auch das linke Bein nach hinten; ausatmend drücken Sie beide Fersen zur Erde und halten die Position, auf Füße und Hände gestützt; Oberkörper und Unterkörper bilden nun ein umgekehrtes »V«; atmen Sie jetzt tief ein.

6. Ausatmend gehen Sie auf die Knie, einatmend richten Sie den Oberkörper auf und setzen sich dann auf Ihre Fersen.

7. In der Atempause neigen Sie sich nach vorn und bringen Ihre Hände weit vor sich auf den Boden; ausatmend fließen Sie über eine Welle in die Bauchlage zur Erde, Beine und Füße sind ausgestreckt.

8. Stützen Sie Ihre Hände nahe zwischen Brust und Schultern auf und ziehen Sie die Ellbogen eng nach hinten an den Körper; dabei die Gesäßmuskeln fest anspannen. Einatmend heben Sie die Schultern und den Kopf an, stützen sich auf die Hände und halten die Position in der Atempause.

9. Ausatmend heben Sie das Gesäß an und stützen sich auf Ihre Hände, Knie und Zehen. Einatmend heben Sie das Gesäß weiter an und begeben Sie sich wieder in Position 5, nur auf Hände und Füße gestützt, der Kopf ist zwischen den Armen, die Fersen werden zur Erde gedrückt; halten Sie die Atempause.

10. Ausatmend gehen Sie auf die Knie und richten Ihren Oberkörper auf; einatmend stellen Sie das rechte Bein nach vorn und breiten Ihre Arme seitlich aus, dann halten Sie die Atempause.

11. Ausatmend neigen Sie sich nach vorn, bringen die Hände stützend zur Erde und heben das Gesäß an. Einatmend ziehen Sie den linken Fuß in Höhe des rechten Fußes.

12. Während der Atempause strecken Sie die Beine und heben das Gesäß an. Ausatmend legen Sie die Unterarme an die Unterschenkel.

13. Einatmend rollen Sie mit rundem Rücken ganz langsam Wirbel für Wirbel nach oben auf und strecken die Arme über den Kopf; halten Sie die Atempause.

14. Ausatmend legen Sie die Handflächen zueinander und führen die Hände vor die Brust.

15. Wiederholen Sie die gesamte Bewegungsfolge der Positionen 1 bis 14, stellen Sie jedoch in Position 3 das linke Bein weit nach hinten …

a| **Empfohlene Übungszeit:** morgens bei Sonnenaufgang oder mittags

b| **Empfohlene Geschwindigkeit:** zu Beginn langsam aufwärmend, nach drei Runden etwas rascher und dynamischer

c| **Empfohlene Wiederholungen:**
den kompletten Bewegungszyklus
drei- bis zwölfmal wiederholen,
abwechselnd mit dem rechten und
linken Bein führend

Übung 62: Mutiger Held

**Gibt Kraft, regt Kreislauf und
Stoffwechsel an**

1. Stellen Sie sich mit gegrätschten Beinen in festem Stand längs auf die
Matte. Legen Sie die Handflächen
aneinander vor die Brust.

2. Strecken Sie die Arme einatmend
weit nach oben, die Handflächen bleiben aneinander; in der Atempause
legen Sie die Handrücken aneinander;
führen Sie ausatmend die Arme
gestreckt seitlich nach unten bis auf
Schulterhöhe.

3. Drehen Sie den rechten Fuß um
90 Grad, den linken Fuß um 45 Grad
nach rechts; drehen Sie auch den Kopf
nach rechts und schauen Sie über die
rechte Hand in die Ferne. Weiten Sie
den Brustkorb und atmen Sie möglichst tief ein.

4. Drehen Sie den Oberkörper etwas
nach rechts und richten Sie Becken
und Brust mittig über dem rechten
Bein aus; ausatmend beugen Sie das
rechte Knie im 90-Grad-Winkel und
strecken das linke Bein lang nach hinten aus (siehe Foto).

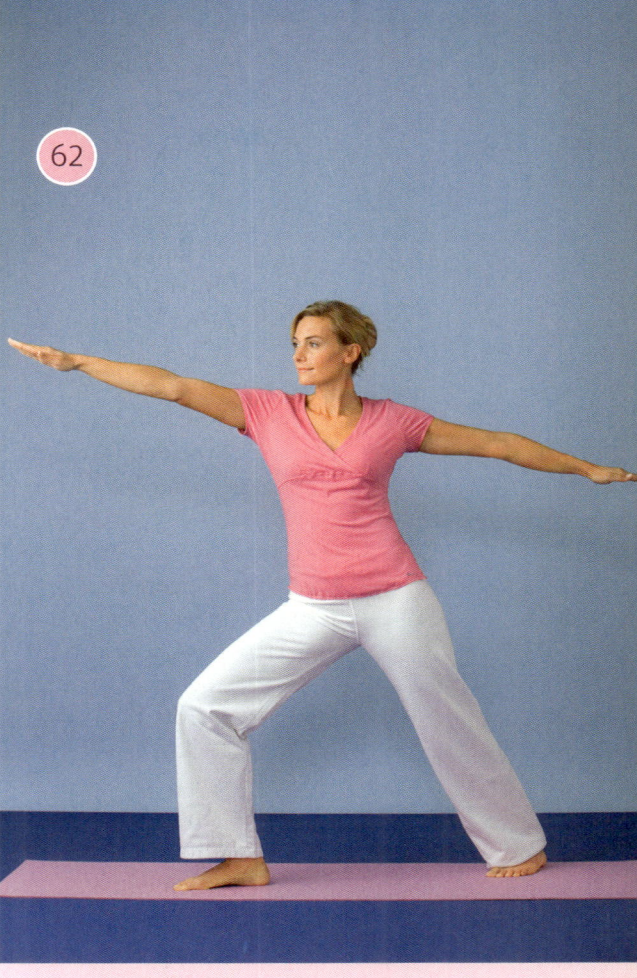

62

Übung 62

a| **Empfohlene Übungszeit:**
mittags oder nachmittags, bei
Bedarf auch morgens
b| **Empfohlene Geschwindigkeit:**
ohne Unterbrechung zügig fließend, kraftvoll und exakt
c| **Empfohlene Wiederholungen:**
den kompletten Bewegungszyklus
sechs- bis zwölfmal wiederholen,
abwechselnd nach rechts und nach
links durchführen

5. Einatmend führen Sie den linken Arm nach rechts, parallel zum rechten Arm, und halten beide Hände auf gleicher Höhe.

6. Legen Sie die Handflächen aneinander und führen Sie ausatmend die Hände zur Brust; einatmend drehen Sie den Oberkörper und die Füße zurück zur Mitte, kommen in die Ausgangsposition und atmen aus.

7. Die Bewegungsabfolgen 2 bis 6 wiederholen Sie nun noch einmal, jedoch nach links ausgerichtet.

Übung 63: Gruß an das Abendrot

Lockert Muskeln und Gelenke, macht den Kopf frei

1. Stellen Sie sich aufrecht hin, Gesäß und Bauch sind angespannt; legen Sie die Hände vor der Brust aneinander. Heben Sie einatmend die Arme an, halten Sie die Atempause und neigen Sie ausatmend den Oberkörper nach unten.

2. Atmen Sie ein; in der Atempause legen Sie die Unterarme hinter die Unterschenkel; ausatmend ziehen Sie den Oberkörper zu den Beinen.

3. Legen Sie die Handflächen neben den Füßen auf den Boden und gehen Sie einatmend mit den Füßen nach hinten, bis Oberkörper und Unterkörper ein umgekehrtes »V« bilden.

4. Atmen Sie aus, verlagern Sie das Körpergewicht auf die Hände, spannen Sie Bauch-, Gesäß- und Beckenbodenmuskeln an, halten Sie die Arme nahe am Körper, während Sie den Rumpf in Richtung Boden beugen; Arme und Nacken bleiben gestreckt, der Kopf ist weit erhoben, während Sie tief einatmend die Brust weiten.

5. Ausatmend drücken Sie sich mit der Kraft der Arme in die Position des umgekehrten »V«.

6. Einatmend gehen Sie mit den Füßen nach vorn zwischen die Hände.

7. Ausatmend legen Sie die Unterarme von hinten an die Unterschenkel.

8. Einatmend rollen Sie mit rundem Rücken nach oben auf und strecken die Arme über den Kopf.

9. Ausatmend führen Sie die gefalteten Hände zurück zur Brust.

10. Beginnen Sie den Übungsablauf der Positionen 1 bis 9 von vorn.

a| **Empfohlene Übungszeit:** abends, nach dem Alltagstreiben, aber besser nicht kurz vor dem Schlafengehen

b| **Empfohlene Geschwindigkeit:** zügig und konzentriert

c| **Empfohlene Wiederholungen:** den kompletten Bewegungszyklus sechsmal oder öfter wiederholen

Übung 64: Gruß an den Mond

Beruhigt das Nervensystem

1. Gehen Sie auf die Knie und setzen Sie sich auf Ihre Fersen; atmen Sie ein, falten Sie die Hände vor der Brust.

2. Legen Sie die Hände auf den Boden, heben Sie das Gesäß an, schieben Sie die Knie nach hinten, stützen Sie sich auf Hände und Knie und machen Sie ausatmend einen runden Rücken.

3. Einatmend wölben Sie den Rücken, an der Lendenwirbelsäule beginnend, nach unten und strecken fließend Nacken und Kopf nach vorn.

4. Ausatmend setzen Sie sich zurück auf die Fersen und verlagern das Gesäß nach rechts, die Beine liegen links von Ihrem Körper; überkreuzen Sie mit dem linken Bein das rechte, angewinkelt liegende Bein und stellen Sie einatmend den linken Fuß auf.

5. Drehen Sie ausatmend den Oberkörper nach links, plazieren Sie Ihre linke Hand hinter dem Rücken auf dem Boden, wobei die Finger vom Körper weg zeigen, und legen Sie den rechten Arm an die Außenseite des linken Oberschenkels; schauen Sie einatmend über die linke Schulter nach hinten.

6. Ausatmend drehen Sie den Oberkörper zurück und ziehen das linke Bein zurück.

7. Einatmend führen Sie die Hände vor sich zum Boden; Sie stützen sich wieder auf Knie und Hände und machen einen runden Rücken.

8. Ausatmend setzten Sie sich zurück auf die Fersen und falten Ihre Hände vor der Brust.

9. Beginnen Sie einatmend die Bewegungsabfolge erneut; vom Fersensitz aus (Step 4) verlagern Sie diesmal das Gesäß nach links …

a| **Empfohlene Übungszeit:**
   abends vor dem Schlafengehen

b| **Empfohlene Geschwindigkeit:**
   langsam und entspannt

c| **Empfohlene Wiederholungen:**
   den kompletten Bewegungszyklus dreimal oder weniger wiederholen

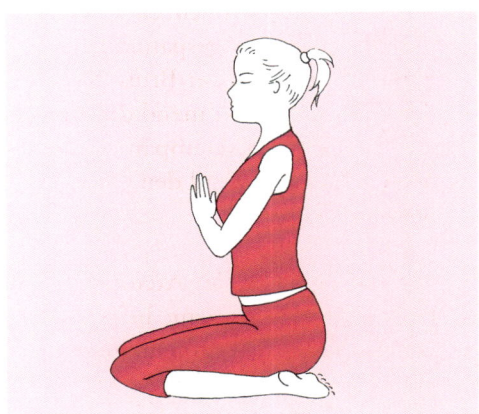

Sie beginnen und beenden den »Gruß an den Mond« im Fersensitz.

Bewusstes Atmen bei sportlichen Aktivitäten

Wer Übergewicht hat und intensiv Sport treiben möchte, tut gut daran, sich auf Aktivitäten zu konzentrieren, welche die Gelenke und den Bewegungsapparat nicht übermäßig belasten. Schwimmen, dynamisches Spazierengehen (Walken) und gezieltes Krafttraining sind gut geeignet, um den Körper auf gelenkschonende Weise zu trainieren und den Stoffwechsel weiter anzutreiben.

Betonen Sie immer die Ausatmung. Lassen Sie damit alle mentalen Belastungen und körperlichen Schlacken und Gase los.

Auch hier ist die Atemintensität entscheidend für einen gesunden Antrieb des Organismus. Nutzen Sie daher Ihr neu erlangtes Wissen und die in den zahlreichen Übungen erlernte »Kunst des Atmens«. Die Verlängerung des Atemzyklus unter körperlicher Anstrengung bringt Ihren Körper zu ungeahnten Höchstleistungen.

Schwimmen: Atmung und Bewegung kombinieren

Schwimmen bietet den idealen Bewegungsablauf, um den Atemrhythmus zu verändern. Die natürliche Atmung wird durch das Element Wasser künstlich begrenzt, und die Konzentration auf die Bewegungen des Körpers wird gefördert. Probieren Sie den folgenden kombinierten Atem- und Bewegungszyklus beim Brustschwimmen aus:

1. Atmen Sie tief ein und tauchen Sie mit dem Gesicht ins Wasser; während der Atempause vollziehen Sie zwei Schwimmzüge.

2. Am Ende des zweiten Schwimmzuges beginnen Sie mit dem Ausatmen unter Wasser und machen einen dritten Schwimmzug.

3. Erst wenn die Ausatmung gänzlich erschöpft ist, kommen Sie mit dem Kopf wieder aus dem Wasser. Mit einem weiteren Schwimmzug atmen Sie tief ein, tauchen den Kopf wieder unter Wasser und beginnen erneut mit den Schwimmzügen während der Atempause …

Tipp: Experimentieren Sie mit dieser Atemtechnik und passen Sie Ihre Schwimmbewegungen Ihrem Atemzyklus an. Vielleicht müssen Sie anfänglich bereits beim zweiten Schwimmzug ausatmen, um die Länge der Atempause dann ganz langsam zu steigern. Bei aufkommendem Schwindel ruhen Sie sich einen Moment aus und beginnen nur bei Wohlbefinden wieder von vorn. Nach einiger Praxis wird sich Ihre Atemkapazität erheblich erweitern, und Sie werden ein völlig neues Schwimmgefühl bekommen. Damit wird Ihnen diese gesunde Sportart sicher noch wesentlich mehr Spaß machen.

Walken und Spazierengehen: die Ausatmung betonen

Spazieren gehen, egal ob langsam oder dynamisch, ob mit oder ohne Stöcke, kann jeder. Es ist ein schönes, gesundes Hobby im Freien. Die bewusste Atemführung kann auch hier hilfreich sein, um das Atemvolumen, die Kondition und den Stoffwechsel zu steigern. Mit dieser Bewegungsart schaffen Sie einen hervorragenden Ausgleich zum Büroalltag, den Sie hauptsächlich im Sitzen verbringen. Versuchen Sie beim Walken, den Atem tief in die Atemwelle einfließen zu lassen und nicht zu hecheln. Tief bedeutet nicht automatisch langsam. Die Atemwelle kann, falls Ihre Atemmuskeln und Ihr Zwerchfell ausreichend trainiert sind, intensiv und relativ rasch vollzogen werden.

Beachten Sie diese Tipps, wenn Sie walken oder spazieren gehen:

1. Atmen Sie über die Atemwelle ein, während Sie den rechten und dann den linken Fuß nach vorn setzen. Die Arme schwingen dynamisch mit.

2. Atmen Sie anschließend während der nächsten zwei oder vier Schritte kräftig aus.

3. Betonen Sie beim Spazierengehen oder Walken grundsätzlich die Ausatmung, um Ihren Körper zu entschlacken. Die Ausatmung sollte immer über die Nase fließen; sie darf kräftig und stoßartig erfolgen.

Kraftraining: die Atemwelle sinnvoll nutzen

Ob daheim oder im Sportstudio, das Muskelaufbautraining mit Hanteln und anderen Geräten ist eine weitere gute Möglichkeit, um die Atembewusstheit zu fördern. Statt schnellem, raschem Heben und Senken von Gewichten sind langsame, atembetonte Bewegungen sinnvoll, um den Stoffwechsel anzutreiben. Gewicht und Gerät müssen selbstverständlich auf Ihre Kapazität eingestellt sein, bevor Sie das Training beginnen. Führen Sie die Bewegungen entsprechend der vorgegebenen Abläufe aus. Die Kraftanstrengung bedarf immer einer kraftgebenden Einatmung, die Atempause unterstützt den Muskel bei seiner Arbeit:

1. Atmen Sie über die Atemwelle auf sechs zählend ein, wenn Sie das Trainingsgerät bedienen. Mit Ihrer Muskelkraft halten Sie die vorgegebene Position in der Atempause, während Sie wieder bis sechs zählen.

2. Sie verweilen weiter unter Kraftanstrengung, während Sie auf sechs ausatmen; dann beenden Sie die Übung und halten die Atemleere auf sechs.

3. Über die Atemwelle beginnen Sie erneut im Sechser-Takt …

Eine Steigerung bis zwölf zählend ist – je nach Trainingsniveau – möglich. Vollziehen Sie alle Wiederholungen ganz auf den Atemrhythmus konzentriert.

117

Ausklang:
innere Stille spüren
und genießen

»Das Selbst ist nicht nur am leichtesten kennenzulernen, sondern außer ihm gibt es überhaupt nichts zu erkennen. Alles, was nötig ist, um das Selbst zu verwirklichen, ist still zu sein. Was wäre leichter als das? Still zu sein.

Ramana Maharishi

Vom Tun zum Sein

Alles andere fällt dem modernen Menschen heute leichter, als still zu sein. Permanente Sinnesreize wie Verkehrslärm, Handyklingeln, Computertöne und -bilder, Stimmen sowie laufende Fernseher müssen vom Gehirn verarbeitet werden. Sehen, Hören, Riechen, Schmecken und Tasten sind Sinneswahrnehmungen, die unablässig gleichzeitig stattfinden und den Menschen schlichtweg davon abhalten, zur Ruhe zu kommen.

Der Mensch ist so mit dem Tun beschäftigt, dass er das Sein vergisst. Aber wie kann man das Bild von sich umwandeln, den Körper verändern, wenn man sich selbst nicht kennt? Es ist nicht schwer, still zu sein, denn es ist – wie alles in unserer modernen Zeit – eine Frage der Organisation. In Indien und anderen asiatischen Ländern ist es ein weit verbreitetes Ritual, dass Manager mittags die Arbeit unterbrechen und sich zur Meditation zurückziehen. Sie reinigen damit Kopf und Körper von mentalen Belastungen, um sich danach mit neuer Kraft ihren Aufgaben zu widmen.

Die Seele braucht Stille

In Momenten des bewussten Atmens ist plötzlich alles um uns herum still. Man hört das Rauschen der Atemluft, man spürt den Körper und ist einen winzigen Augenblick lang frei von Gedanken. Ein herrliches Gefühl!

»Mit dem Wachsen, der aus Meditation entstehenden neuen Tendenz des Geistes, verlieren alle anderen Tendenzen, die auf falschem Verstehen beruhen, ihren Einfluss.«

Patanjali

118

Kaum noch jemand traut sich, selbst über sein Leben zu bestimmen, weil wir fremdgesteuert sind und uns unfrei fühlen. Uns muss aber klar sein, dass dies im Laufe des Lebens unweigerlich zu Verzweiflung und Krankheit führt. Der Körper benötigt regelmäßige Regenerationsphasen, auch tagsüber. Und die Seele braucht Momente der Stille, um nicht völlig in dieser hektischen Welt durchzudrehen. Aufgrund meiner langjährigen Erfahrung als Heilpraktikerin und Yogalehrerin weiß ich, dass ein Mangel an regelmäßigen meditativen Momenten zu Krankheiten führt, die sich durch unterschiedlichste Symptome darstellen. Nach meiner Überzeugung sind Themen wie chronische Kopf- oder Magenschmerzen, Schlafstörungen, Verdauungsprobleme, Rückenbeschwerden, Menstruationsstörungen und Erschöpfungssymptome aller Art in erster Linie dadurch bedingt, dass niemand mehr Rituale des Rückzugs durchführt.

»Wir sind das, wozu uns unsere eigenen Gedanken gemacht haben; achte darum auf das, was du denkst.«

Vivekananda

Rituale wie das Abendgebet waren auch in unserem Kulturkreis einst Tradition, die heute jedoch längst vergessen ist. Allein der Gedanke an eine Stunde meditatives, waches Alleinsein täglich, ohne ständige Erreichbarkeit per Telefon, ohne optische Reize, ohne Musik, bereitet manchen Menschen Angst, ist aber der einzige und wahre Ausweg aus dem alltäglichen Wahnsinn.

Die Freude am Sein

Verbannen Sie also die Fremdsteuerung aus Ihrem Leben und bestimmen Sie im Rahmen Ihrer individuellen Möglichkeiten wieder selbst über Ihre Zeit. Eine Stunde pro Tag ganz für sich zu haben ist nicht zu viel und ein tiefer Wunsch Ihrer Seele. Befreien Sie sich vom Unglücklichsein und von der Negativität, unterliegen Sie nicht länger dem Irrglauben, wahres Glücklichsein sei in Leistung, Besitz oder durch andere Personen in Ihrem Leben zu finden.

Rituale des Rückzugs

Zum Ausklang gebe ich Ihnen noch einige praktische Übungstipps mit auf den Weg, die Sie näher zu Ihrer Seele bringen. Spüren Sie jeden Ihrer Sinne einzeln und ganz bewusst und befreien Sie sich so von den unzähligen Sinnesreizen, die Sie täglich aufnehmen und verarbeiten müssen. Die Übung 53, Schnupperatmung (siehe Seite 98), diente bereits dazu, Sie wieder mit Ihrem Geruchssinn vertraut zu machen. Nun folgen noch der Tastsinn, das Gehör, der Geschmackssinn und das Sehen. Wer seine Sinne beherrscht, so Patanjali, lässt sich auch nicht von ihnen täuschen. Und wer keinen Täuschungen unterliegt, dessen Weg ist frei zu seinem wahren Selbst und zu Veränderungen.

Tasten:
Einen Stein fühlen

1. Setzen Sie sich mit aufgerichtetem Rücken hin, schließen Sie Ihre Augen; spüren Sie Ihren Atem und führen Sie Ihre Sinneswahrnehmung ins Innere Ihres Körpers.

2. Nehmen Sie einen Stein (Edelstein, Flussstein oder Schmuckstein) in Ihre rechte Hand und ertasten Sie ihn. Konzentrieren Sie sich auf Hand und Finger; erleben Sie den Stein nur mit Ihrem Tastsinn.

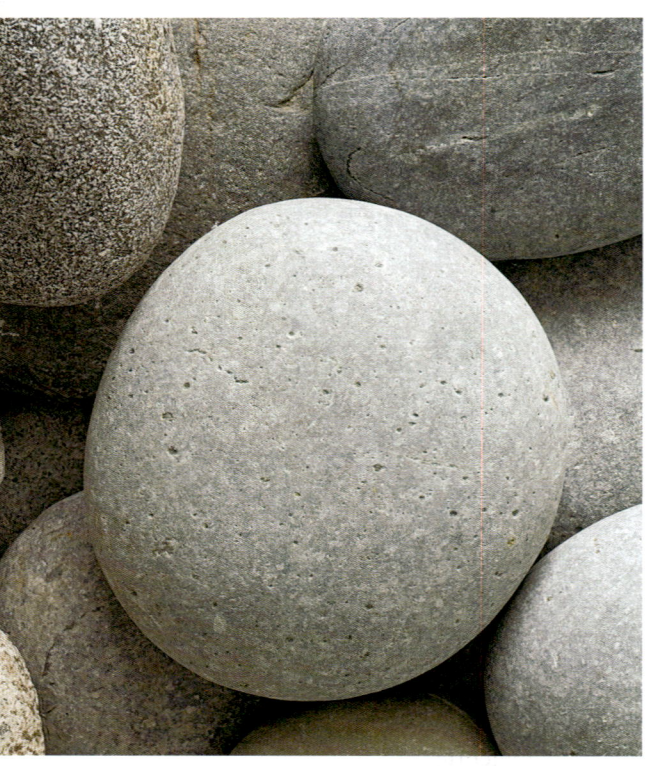

3. Nach einiger Zeit nehmen Sie den Stein in die linke Hand; erfühlen Sie den Unterschied bei der Wahrnehmung mit jeder einzelnen Hand.

4. Spüren Sie die angenehme Ruhe in sich, die entsteht, wenn Sie sich nur auf eine einzige Sinneswahrnehmung konzentrieren.

Hören:
Dem Herzschlag lauschen

1. Setzen Sie sich aufrecht hin und schließen Sie Ihre Augen; spüren Sie Ihren Atem und führen Sie Ihre Sinneswahrnehmung ins Innere Ihres Körpers.

2. Fühlen Sie Ihr Herz in der Mitte des Brustkorbs. Konzentrieren Sie sich auf Ihr Gehör und lauschen Sie dem regelmäßigen Herzschlag und dem Rauschen des Blutes in Ihrem Körper.

3. Verweilen Sie in Dankbarkeit für den immer tätigen Herzmuskel und hören Sie das Leben in Ihrem Körper.

Schmecken:
Einen Apfel neu entdecken

1. Setzen Sie sich mit geradem Rücken hin, schließen Sie Ihre Augen; spüren Sie Ihren Atem und führen Sie Ihre Sinneswahrnehmung ins Innere Ihres Körpers.

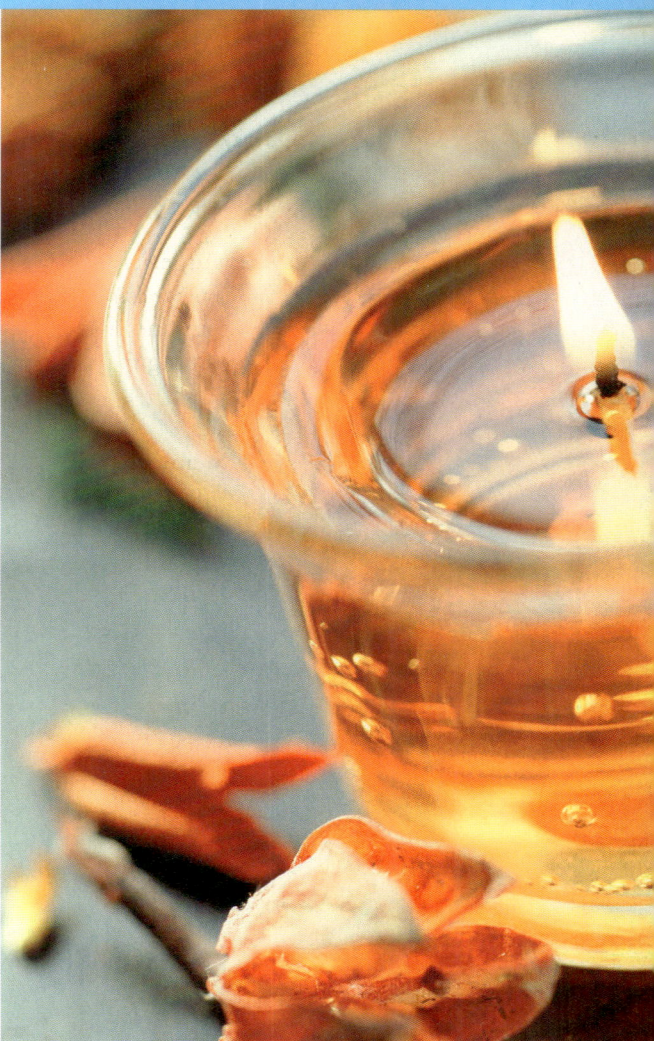

2. Nehmen Sie nun ein kleines Stück Apfel auf die Zunge und warten Sie einen Moment.

3. Ertasten Sie das Fruchtstück mit der Zunge und beobachten Sie, auf den Geschmackssinn konzentriert, welche Aromen Sie erspüren. Zögern Sie das Kauen möglichst lange hinaus, bis Sie schließlich doch beginnen, das kleine Apfelstück lange, gründlich und konzentriert zu zerbeißen.

4. Lassen Sie sich mit dem Hinunterschlucken ebenfalls lange Zeit, spüren Sie aber hinterher dem intensiven Geschmack im Mund nach.

5. Nach der Übung können Sie aus dem Rest des Apfels beispielsweise einen Tee kochen. Übergießen Sie die Apfelstücke einfach mit heißem Wasser und lassen Sie das Ganze ein Weilchen ziehen.

Sehen:
Licht fühlen

1. Setzen Sie sich aufrecht vor eine brennende Kerze; lassen Sie Ihren Atem gleichmäßig ein- und ausfließen und kommen Sie zur Ruhe.

2. Konzentrieren Sie sich auf die Sinneswahrnehmung der Augen und blicken Sie in das Licht der Kerze. Nehmen Sie den Lichtschimmer möglichst lang mit offenen Augen wahr.

3. Dann schließen Sie die Augen und betrachten das Licht der Kerze in vollkommener Entspannung mit geschlossenen Augen.

4. Führen Sie das Licht zu Ihrem Herzen und lassen Sie es in Ihrer Vorstellung aus Ihrer Brust nach außen fließen – zu allen Menschen, die Ihnen lieb und wichtig sind.

Hilfreiche Adressen

Hier können Sie das Neti®-Kännchen bestellen:
Verlag Ganzheitlich Leben GmbH
Neue Straße 5-7
22926 Ahrensburg
Telefon: 04102-898063
Fax: 04102-898065
E-Mail: info@verlag-ganzheitlich-leben.de
Internet: www.verlag-ganzheitlich-leben.de

Massageöle finden Sie beispielsweise bei:
Weleda AG
Möhlerstraße 3
73525 Schwäbisch Gmünd
Internet: www.weleda.de

Naturreine ätherische Öle finden Sie hier:
Primavera Life GmbH
Am Fichtenholz 5
87477 Sulzberg
Telefon: 08376-808-0
Fax: 08376-808-39
E-Mail: info@primavera-life.de
Internet: www.Primavera.de

Alles rund ums Yoga bekommen Sie in diesem Shop:
Yogishop.com GmbH
Wendelins 1c
87487 Wiggersbach
Telefon: 08370-92173-0
Fax: 08370-92173-22
E-Mail: post@yogishop.com
Internet: www.yogishop.com

Literatur

Feliz Carrasco, Birgit: *Chakra Yoga,* Südwest Verlag, München 2006

Feliz Carrasco, Birgit; Kerscher, Angelika: *Yoga Kalender,* Droemer Knaur, Juni 2008

Van Lysebeth, André: *Die große Kraft des Atems,* Otto Wilhelm Barth Verlag, München 1972

Tolle, Eckhardt: *Die neue Erde,* Goldmann Arkana, München 2005

Dank

Ich danke meinen mentalen und praktischen Unterstützern im Verlag – viele an der Zahl.
Ich widme dieses Buch Patrick und seinem Sohn Thibaud, auf deren Terrasse ich das Skript im warmen Süden Frankreichs verfassen durfte sowie meinem irdischen Guru, den ich suche und in diesem Leben noch zu finden hoffe.

Register

Impressum

Wichtiger Hinweis
Die im Buch veröffentlichten Ratschläge wurden mit größter Sorgfalt von Verfasserin und Verlag erarbeitet und geprüft. Eine Garantie kann jedoch nicht übernommen werden. Ebenso ist eine Haftung der Verfasserin bzw. des Verlages und seiner Beauftragten für Personen-, Sach- oder Vermögensschäden ausgeschlossen.

Bildnachweis
Umschlagfoto:
Übungsfotos: Silvia Lammertz
Illustrationen:

Bibliografische Information der Deutschen Nationalbibliothek
Die Deutsche Nationalbibliothek verzeichnet diese Publikation in der Deutschen Nationalbibliografie; detaillierte bibliografische Daten sind im Internet über http://dnb.d-nb.de abrufbar.

Projektleitung: Franz Leipold
Redaktion: Birgit Kaltenthaler, Gilching
Herstellung: Veronika Preisler
Bildredaktion: Sylvie Busche (Ltg.), Markus Röleke
Umschlaggestaltung, Layout und Satz: griesbeckdesign, München
Reproduktion: Repro Ludwig, A-Zell am See
Druck und Bindung: Firmengruppe APPL, aprinta druck, Wemding

Printed in Germany

ISBN 978-3-426-64570-3

5   4   3   2   1

Besuchen Sie uns auch im Internet unter der Adresse:
www.knaur-ratgeber.de

Weitere Titel aus den Bereichen Gesundheit, Fitness und Wellness finden Sie im Internet unter:
www.wohl-fit.de

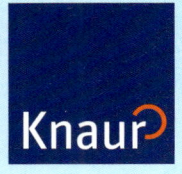

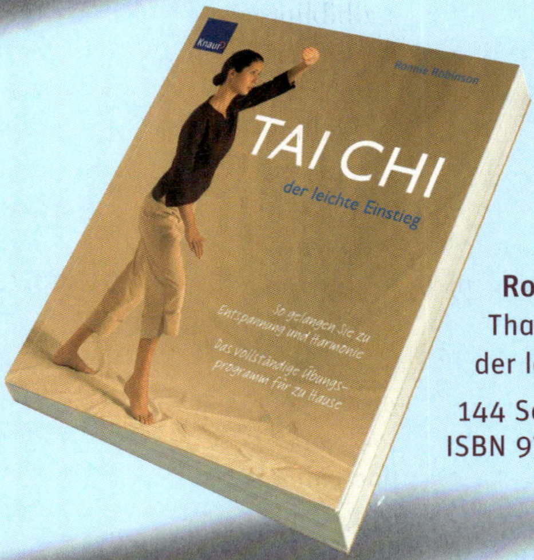

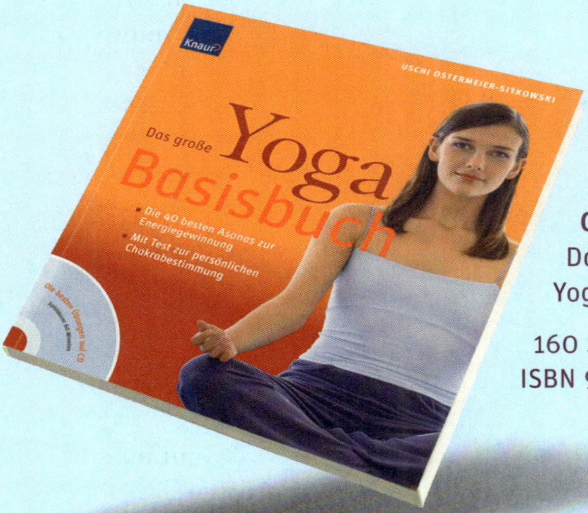

Wie Sie
mit der CD
üben können

Auf dieser CD habe ich einige ausgewählte Atemübungen für Sie zusammengestellt. Die gesprochenen Anleitungen machen es Ihnen leicht, den Atemfluss besser kennenzulernen und zu lenken; außerdem helfen Sie Ihnen, die Atemkapazität zu vertiefen. Meditative Musik unterstützt Sie bei Ihren Ritualen des Rückzugs für tieferen, gesünderen Atem.
Steht Ihnen nicht genügend Zeit für das ganze Programm zur Verfügung, so brauchen Sie nicht auf Ihr Atemtraining zu verzichten. Je nachdem, ob Sie den Wunsch nach mehr Ruhe und Entspannung haben, ob Sie Ihren Atemrhythmus verbessern wollen oder ob Sie Ihren Stoffwechsel und Ihre Verdauung ankurbeln möchten, finden Sie auf dieser CD acht kürzere, in sich geschlossene Übungssequenzen (siehe Inhaltsübersicht auf der hinteren Außenklappe).

So üben Sie richtig

- Führen Sie Ihr Atem-Training immer in einer ruhigen Atmosphäre durch. Sorgen Sie dafür, dass Sie nicht von außen gestört werden.

- Achten Sie während der Übungen auf die Signale und Bedürfnisse Ihres Körpers. Jedes Stocken, jede Unregelmäßigkeit und auch jedes Pressen des Atems sind deutliche Zeichen für Überforderung.

- Seien Sie geduldig mit sich selbst. Die gesteckten Ziele werden Sie bei regelmäßigem Training und angemessener Lebensweise bestimmt erreichen.

Bitte unbedingt beachten

Führen Sie die Übungen nur dann aus, wenn Sie sich wohlfühlen und an keinen Atemwegserkrankungen oder anderen chronischen Krankheiten leiden. Im Zweifelsfall sollten Sie Ihren Arzt um Rat fragen, bevor Sie mit dem Übungsprogramm starten.